三梯式入門的中醫音樂治療學

張原福　張逸筠　著

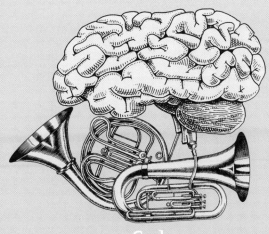

Music
IS THE
MEDICINE

of the
MIND

序言

　　「好聽的音樂就是藥」，臨床應用在壓力性病患與精神情緒疾患的中醫五大類音樂劑型曲目，患者無論是瞬間或長期穩定的「平靜＋安定＋快樂＋滿足」，確實可見其療效。只是在對病患進行「知→導→治」的過 程中，相當耗費診療時間。

　　與女兒合著的《中醫的琴畫旅遊處方》與《三梯式入門的中醫音樂治療學》，初稿完成於 2018 年與 2015 年。原規劃出版前者，唯與台灣輔助醫學醫學會的陳韜名理事長、李建勳理事長，以及汪雅婷、陳逸書、謝惠貞三位音樂教授互動後，決定《三梯式入門的中醫音樂治療學》爲先。

　　本書的啟源在，提供中醫的五大類音樂劑型，給壓力型病患與精神情緒疾患當爲興趣的「情緒調節器」。女兒逸芃從小喜愛「琴畫旅遊」， 在紐約與台灣執業，與我同樂於將中醫五大類音樂劑型曲目，融於診療中。

　　本書將原內容再次濃縮後，依序分爲「教科書篇→音樂會篇→樂曲自編篇」。「教科書篇」是整本內容的精神所在，「音樂會篇」是將中醫的五大類劑型分 27 次音樂會敍述（第一梯式階段），「樂曲自編篇」是 32 種樂曲的各別精編（第二梯式階段）、與所屬喜愛樂曲的混編（第三梯式階段）。

「a 壓力性病患+精神情緒疾患→b 中醫心理養生六法=養德+養心+養性（人格特質）+運動+休閒+興趣→c 中醫五大音樂劑型曲目→d 音樂生活化→e 情緒調節器→f 療尤不若先自療+上工治未病→g 平靜+安定+快樂+滿足」，以上是在中醫臨床的整套流程與目標。如書中所言，若在手機等建立中醫的五大類劑型曲庫，長期進行生活音樂化，依此患者能「療尤不若先自療」（自我療癒）、民眾能「上工治未病」（預防效益），同達「聽曲消愁，有勝於服藥」，則屬個人所盼。

張原福、張逸芃
於高雄念親樓

目錄

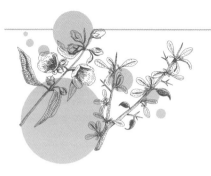

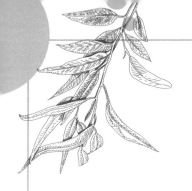

貳：音樂會篇

參：樂曲與自編篇

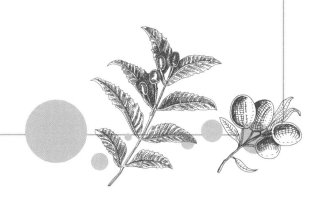

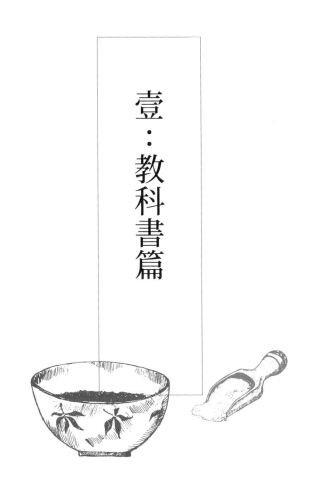

壹：教科書篇

一、學習目標

「上工治未病」（預防效果）與「療尤不若先自療」（自我療癒—治療效果），是臨床應用與推廣中醫五大類音樂劑型的兩大目標。古云「玩物喪志」，在中醫臨床卻不停地鼓勵身心患者，興趣越多越好、興趣越深越好，其中對患者在音樂興趣的培養與推廣，著力甚巨。

進一步言之，患者是在「知→導→治」的過程中，先瞭解且在手機建立中醫的五大類音樂劑型，並以「平時愛聽＋當下愛聽＋定時愛聽」三種方式，養成「生活音樂化」的習慣。若已能從音樂中得到「平靜—安定—快樂—滿足」，「腦中樞與三大調控系統」這軸線的功能，將可強化與穩定，終可獲取「無病強身」（上工治未病）與「有病治病」（自我療癒）的雙重效果。意即，應用與推廣中醫五大類音樂劑型的目標，在於對身心疾患「預防＋治療」的雙重效益。

中醫言「七情內傷五臟」，泛指內在的壓力情緒（如自我要求高的人格特質）、與外在的壓力情緒（「家庭＋工作＋社會」等壓力源），傷及「腦中樞+三調控系統」的功能。如中醫臨床常見的「肝鬱」病例，即患者經常出現鬱悶、無神、不樂、乏力等中醫的「肝源性症群」，此時，就中醫五大類音樂劑型的治療而言，舉例如下。

1、劑型
第 1 類音樂劑型的肝劑，是通治的快樂處方（下述），可分泌「快樂荷爾蒙=腦啡+血清素+大麻素+多巴胺+催產素」，療治中醫的「肝鬱」。

2、處方：第一組
（1）帕海貝爾《卡農》
（2）韋瓦第《第 6 號 a 小調小提琴協奏曲第一樂章》
（3）義大利民歌《啊！姑娘再見 Bello Ciao》

（4）皮耶佐拉《自由的探戈》

（5）貝多芬《第 8 號鋼琴奏鳴曲第三樂章》

（6）布拉姆斯《第 5 號匈牙利舞曲》

（7）蕭士塔高維奇《第 2 號圓舞曲》

3、劑量與服法

（1）患者將第一組處方的 7 首曲目，建立在手機的第 1 類音樂劑型。

（2）一天可聆聽 3-4 次。

（3）但出現上列症狀時，隨時播放聆聽（低血壓晨起無神者亦常用）。

（4）初服者，每首曲目的劑量以 5 分鐘左右爲宜，整組總劑量在 30 分鐘左右。漸之，單曲的劑量可長些（10 分鐘上下或更長），整組在 60 分鐘左右。

（5）如上第一組處方的總劑量 24 分鐘，若有出現重複抑制時，則進入總劑量 43 分鐘如下的第二組處方。第一組與第二組可輪流聽，亦可兩組一起聽。

4、重複抑制

當患者反應聆聽第一組處方，似有出現「重複抑制─快感與共鳴感降低」時，可再提供第二組處方。此時，兩組的總劑量=24+43=67 分鐘。

（1）葛利格《清晨》

（2）西貝流士《春之歌》

（3）希臘民歌《希臘佐巴 Zobar The Greek》

（4）麥克斯李斯特《十一月》

（5）巴西民歌《雀鳥 Tico Tico No Fuba》

（6）Two Steps From Hell 原創曲《勝利》

（7）漢斯季默《達文西密碼主題曲》

（8）蒙悌《查爾達斯》

以上應用的模式，鼓勵患者依據中醫原理（下述），從自己CD、YouTube、群組、民謠、電影配樂、國樂等，廣搜喜愛的曲目，分別建立屬於自己常用的中醫五大類音樂劑型（手機等），此定爲「第一梯式階段」。

　　當聆聽第一梯式的常用曲目，若出現有重複抑制時，則進入第二梯式階段（32 種樂曲階段）。卽聆聽「1 交響曲→2 協奏曲→3 序曲→4 交響詩→5 幻想曲→6 隨想曲→7 狂想曲→……→32 義大利是歐洲之母（歌劇與宗教音樂）」後，廣搜每類自己喜愛的曲目，並個別將之編成「精選」→「再精選」→「最精選」CD。

　　進入第三梯式階段（自編「樂曲套餐」階段），是將自己最喜愛的各類曲目，混編成自己的音樂套餐（如上二組曲目）。此時，患者一躍成爲音樂治療的醫者，同獲「上工治未病+療尤不若先自療」的雙重效益。

二、關鍵字

三梯式入門、中醫音樂治療學

三、療法介紹

（一）歷史

　　現代的音樂治療，從 1900 年在美國開始，漸在歐日等地興起。國內有醫療、特教、療養中心等單位亦引進，從事特殊兒童、成人壓力及精神病患、菸癮酒癮藥癮等音樂治療。

　　中醫的音樂治療，記載於現存最早的醫書——約成書於 BC99 至 BC26 年的《黃帝內經》。「陰陽＋五臟＋天人合一」，是中醫理論與臨床的核心概念。《內經》言「五音入五臟」，角徵宮商羽五音，能入肝心脾肺腎五臟。以五音能入五臟的延伸，中醫音樂療法含蓋「四季音樂＋五行音樂＋七情音樂」的綜合。

　　如「附件一」的簡表，這是中醫音樂療法的結構，也是中醫「五臟＋陰陽＋天人合一」核心慨念的顯現：

　　其一. 角調音樂（肝）

　　五臟屬肝—四季屬春—五行屬木—七情屬怒→屬於「春＋木＋陽性」的音樂

　　其二. 徵調音樂（心）

　　五臟屬心—四季屬夏—五行屬火—七情屬喜→屬於「夏＋火＋陽性」的音樂

　　其三. 宮調音樂（脾）

　　五臟屬脾—四季屬長夏—五行屬土—七情屬憂思→屬於「長夏＋土＋中性」的音樂

　　其四. 商調音樂（肺）

　　五臟屬肺—四季屬秋—五行屬金—七情屬悲→屬於「秋＋金＋陰性」的音樂

　　其五. 羽調音樂（腎）

　　五臟屬腎—四季屬冬—五行屬水—七情屬恐→屬於「冬＋水＋陰

性」的音樂

　　古來，中醫雖無特別留存音樂曲目的治療介紹，但對音樂療效的記載，則比《內經》還早。如成書於 BC241 年的《呂氏春秋——古樂篇》曾記載，早在堯帝（BC2324-BC2255）時期，即知「民氣鬱悶而滯著，筋骨瑟縮不達，故作舞以宣導之」。據載，堯帝在位時曾改變前人的音樂，配合舞蹈用以治療「人心的鬱悶與筋骨的不暢」。

　　而古來對中醫音樂療效的記載，最是經典的應屬下列三則。這絕對可強調的說，「何以中醫音樂治療，可作為輔助醫學的緣由，甚至可幫忙減少個人的醫療支出、與預防現代全民健保的虧損」（全民推廣音樂養生→減少個人醫療支出＋降低全民健保虧損）：

　　其一.「樂琴書以忘憂。」

　　其二.「受宮聲數引，久而樂之，不知其疾之在體。」

　　其三.「七情之病，看花解悶，聽曲消愁，有勝於服藥。」

　　這三則音樂療效記載的精華，顯示其在臨床的兩點治療意義，如下。

1、音樂的身心療效

　　聆聽自己喜愛的音樂，可分泌「快樂荷爾蒙=腦啡＋血清素＋多巴胺＋ 大麻素＋催產素」，降低「壓力荷爾蒙=腎上腺皮質荷爾蒙」，達到忘憂、久則樂之、不知其疾之在體（止痛＋移轉）、消愁等療效。

　　（1）音樂可舒緩壓力與改善負面情緒，提高生命的喜悅感。而古代醫家所謂的「不知其疾之在體」，一是聆聽音樂得來快樂、二是壓力的舒緩與移轉、三是身心症狀的改善與痊癒（如慢性頭痛的減輕或痊癒）。

　　（2）國外有名的歷史案例，如

　　　　A.三千年前大衛彈奏豎琴，改善掃羅王的頭痛與情緒困擾。

　　　　B.開創「美聲唱法」的閹伶歌手，其中的法里內利（電影

《絕代艷姬》），曾幫患有精神問題致而退位的西班牙國王菲利普五世，改善躁鬱症（鬱症明顯）後復位。

    C.說過「沒有音樂，人生是錯誤」的尼采，感受到「聽了比才的卡門，快樂極了」。只要出現偏頭痛與情緒困擾時，總在聽完比才的《卡門》後，症狀消失。

（3）臨診的案例，如擔負業績壓力的店長黎小姐，仍服用精神科的藥物中，來診陸續在「對談＋音樂＋繪畫＋旅遊」的綜合治療後，服用西藥已漸減量。黎小姐喜聽中醫「第 1＋第 3＋第 5 類」劑型的曲目，原較常出現的睡眠障礙、恐慌、盜汗改善中，且已學會「業績低線點」，不再讓自己，始終背負著業績無限上綱的重擔。

2、減少個人的醫療支出與預防全民健保虧損

「七情之病，看花解悶，聽曲消愁，有勝於服藥。」

（1）中醫所言的「七情之病」，就是上述因「內在——人格特質」與「外在——家庭＋職場＋社會」等壓力情緒，傷及「腦中樞與三調控系統（自律神經＋內分泌＋免疫三系統）」，引發的身心症狀群。

（2）「聽曲消愁，有勝於服藥」，推廣全民的音樂運動，深具現代的治療意義，即在減少個人的醫療支出與預防全民健保的虧損。投入中醫近 40 年，介紹患者聆聽中醫五大音樂劑型，可見的臨床療效如下：

    A.長期配合聆聽音樂後，止痛藥、安眠鎮靜劑、抗憂鬱藥、抗焦慮藥等的減量使用；

    B.長期配合聆聽音樂後，以上藥物的停止使用；

    C.長期配合聆聽音樂後，如慢性皮膚癢改善後的減量使用、如慢性腹瀉改善後的停止服用等。

綜觀在 2000 年前已成書的《內經》以來，中醫五大類音樂劑型

雖無特別曲目的治療介紹。唯諸多古代醫家對音樂療效的記載，已闡明何以現代應用音樂治療的緣由。尤其，「聽曲消愁，有勝於服藥」的音樂療效，更可推廣全民的音樂活動，用以減少個人的醫療支出、甚或預防健保的虧損破產。茲舉近代的二曲，具有中醫「第 1＋第 3＋第 5 類」劑型療效的《春江花月夜 9'50》、與「第 1＋第 5 類」的《陽明春曉 6'02》，以窺國樂曲的一斑。

（二）內容介紹

中醫五大類音樂劑型的緣起，源之於中醫門診的壓力性病患與精神情緒疾患特多。在中醫臨床近 40 年，不斷將靜態興趣中的音樂，鼓勵並提供給受壓力侵襲的病患，以作移轉與寄託（臨床較常用的，有琴畫旅遊處方、王羲之處方、陶淵明處方、李白處方）。也因此，中醫五大類劑型曲目的應用對象，是以「成人壓力病患與精神情緒疾患」為主。

「好的音樂就是藥」，窮其一生，我們或無法將好聽的音樂納屬耳中。唯依中醫概念，可將之總歸為五大類音樂劑型。臨床在中醫門診的應用與推廣，其基本步驟如下：a 先問病症→b 歸屬中醫何臟或二臟以上的疾病→c 依中醫三法選用劑型與處方（下述）→d 每一組曲目的處方， 就如使用中醫藥物的複方一樣。 一般初服者，提供的曲目多屬「旋律較均整＋劑量 5 分鐘以內」者。如「附件二」、「附件三」，即下列五大劑型常例曲目，總共「27＋28＋21＋29＋36=141首」的前「7＋8＋7＋6＋5=33 首」。

同時鼓勵患者，無論何類樂派、何類樂器、何類曲目，廣搜喜愛曲目在手機建立五大類劑型的曲庫。以「平時愛聽＋當下愛聽＋定時愛聽」， 讓自己沁在音樂天堂裡。尤其，患者可由「定時愛聽」，找尋自我療癒的定位。如心情煩亂時，總在聆聽第 3 類劑型曲目後，有助心情平和，則「第 3 類劑型曲目→心情煩亂」成為自己的治療劑。

1、中醫第 1 類音樂劑型與常例 27 曲（肝劑）

（1）慨念

中醫的第 1 類音樂劑型，屬於肝臟的音樂（肝劑）。中醫的肝臟在「天人合一」的對應，包含：

A. 自然界的「春天＋早晨＋木」（一年之春、一日之晨、五行之木）。

B. 人爲的年少（一生中的少年）。

C. 精神的「魂」。情緒的「七情」，除包含怒思憂悲恐驚六情外，中醫肝臟的本質是「喜條達」（快樂舒暢），此也包含中醫的「心主喜」，意卽肝臟總括中醫的七情。

D. 是以，第 1 類的肝劑曲目，是通治七情的快樂處方。

（2）中醫元素

第 1 類音樂劑型的「中醫元素=春＋晨＋年少＋木」。

A. 春天：春天的景象與旋律主調，呈現生氣蓬勃、春雷春曉、輕歌飛舞、欣喜舒暢的流露。如

（a）韋瓦第的《春小提琴協奏曲第一樂章》

（b）孟德爾頌的《春之歌》

（c）舒曼的《春交響曲第一樂章》

B. 清晨＋年少：清晨破曉日出光明，一日之清晨猶如一生之年少，旋律主調爲精神飽滿、活潑開朗、快樂不識愁滋味。如

（a）葛利格的《清晨》

（b）理查史特勞斯的《查拉圖史特拉如是說第一曲 1'40》

（c）葛雷夫的《日出》（《大峽谷組曲第一樂章》）

C. 樹木：樹木的成長，挺拔秀麗、枝葉茂盛；另，行星中的木星是「快樂之星」。旋律的主調，同屬快樂、歡愉。如

（a）雷史匹基的《羅馬之松第四樂章》

（b）霍爾斯特的《木星》（《行星組曲第四樂章》）

（3）現代元素

    A.速度：

        音樂是時間的藝術，速度最足以表現情緒反應。以「稍快版—快板」的曲目，或「急快中慢」混板的曲目以「稍快板—快板」為主者。此類速度的曲目，呈現陽性情緒的快樂歡欣、活潑開朗、舒暢愉悅，皆屬第 1 類的肝劑。曲如

（a）莫札特的《第 20 號鋼琴協奏曲第一樂章》

（b）德弗札克的《第 10 號斯拉夫舞曲》

（c）蕭邦的《第 3 號鋼琴奏鳴曲第一樂章》

    通治的快樂處方第 1 類肝劑，多數人喜愛。而多數的序曲、圓舞曲、進行曲、詼諧曲、輪旋曲、幻想曲、隨想曲、狂想曲，與多數鋼琴類的前奏曲、練習曲、敘事曲、卽興曲、無言歌等皆屬之。

    且多數人喜愛的「第 1＋第 5 類」劑型，不少曲目見有兩者的混板。 主要是進入「事件音樂化」、「風景音樂化」、「文學音樂化」、「繪畫音樂化」、「哲學音樂化」、「民族音樂化」的浪漫樂派後（1827-1900），作曲家進行自己「內心世界的音樂化」。為表達內心的喜怒哀樂，樂曲經常是「緩板＋慢板＋行板＋中板＋快板＋急板」的混板，這也讓古典音樂的發展，進入最多元、最璀璨的時代。

    B.標題：

        「春」、「晨」、「木」、「樹」、「林」的標題，曲如

（a）西貝流士的《春之歌》

（b）吳金黛的《森林狂想曲》

（c）貝多芬的《第 5 號春小提琴奏鳴曲第一樂章》

（d）小約翰史特勞斯的《春之圓舞曲》

    C.情境：

        凡歌劇、戲劇、電影等，顯示「快樂—歡欣—愉悅」音樂情境的樂曲或主題曲。曲如

（a）Two Steps From Hell 原創曲《勝利》

（b）電影雷神索爾《黑暗世界》主題曲

（c）電影達文西密碼主題曲

（4）常例曲目

以下是中醫第 1 類肝劑常例的 27 首曲目，前 7 首是患者初服的曲目，也是演講時播放的例曲。

〈第 1 類肝劑常例曲目 27 首〉

1. 帕海貝爾《卡農》

2. 韋瓦第《第 6 號 a 小調小提琴協奏曲第一樂章》

3. 義大利民歌《啊！姑娘再見》（Bello Ciao）

4. 皮耶佐拉《自由的探戈》

5. 貝多芬《第 8 號鋼琴奏鳴曲第三樂章》

6. 布拉姆斯《第 5 號匈牙利舞曲》

7. 蕭士塔高維奇《第 2 號圓舞曲》

8. 韋瓦第《春小提琴協奏曲第一樂章》

9. 西貝流士《春之歌》

10. 葛利格《清晨》

11. 雷史匹基《羅馬之松第四樂章》

12. 霍爾斯特《木星》

13. 馬水龍《梆笛協奏曲》

14. 史梅塔納《莫爾道河》

15. 義大利民歌《藍精靈》（Bubamara）

16. 希臘民歌《希臘左巴》（Zobar The Greek ）

17. 巴西民歌《雀鳥》（Tico Tico No Fuba）

18. 委內瑞拉民歌《卡巴洛維耶荷》（Caballo Viejo）

19. 法屬玻利尼西亞《大溪地頌歌》（Ia Ora 'O Tahiti Nue）

20. 黑暗騎士主題曲

21. 達文西密碼主題曲

22. 韋瓦第《b 小調四重協奏曲》

23. 麥克斯李希特《十一月》

24. 電影雷神索爾《黑暗世界》

25. Two Steps From Hell 原創曲《勝利》

26. 李泰祥《酒歌》

27. 神鬼奇航主題曲

2、中醫第 2 號音樂劑型與常例 28 曲（心劑）

（1）慨念

中醫第 2 類的音樂劑型，屬於心臟的音樂（心劑），中醫心臟在天人合一的對應：

A.自然界的「夏天＋中午＋火」。

B.人為的年青。

C.七情當中的「喜」（精神的「心主神明、藏神」）。

D.中醫的第 2 類劑型，是心的音樂、夏的音樂、火的音樂、喜的音樂。是五大類劑型中，最熱情、最興奮、最澎湃的樂曲。

（2）中醫元素

A.夏天：

炎熱是夏天的標記，夏季花草樹木已是茁壯茂盛。音樂是時間的藝術，音樂速度最足以表現性格與情緒活動。夏季的景象與旋律，是最快速、最熱情、最興奮、最壯闊。曲如

（a）韋瓦第的《夏小提琴協奏曲第三樂章》

（b）盧亮輝的《夏》

B.「正午＋年青＋火」：

此三個元素，是「天人＝自然界＋人為」最頂峰、最陽亢、最強壯的壯態。比之音樂，呈現出興奮、躍動、狂喜、熱烈、豪放、陽光燦爛的效應。曲如

（ａ）霍爾斯特的《火星》（行星組曲）

（ｂ）小約翰史特勞斯的《常動曲》

（ｃ）蓋希文的《第2號狂想曲》

C.火的延伸：

「閃電雷鳴＋暴風雨＋爆炸火光」，最是華麗燦爛、最烈光躍動、最震撼感觸，皆屬於火的延伸，也都歸於中醫的第2類心劑。曲如

（ａ）小約翰史特勞斯的《閃電雷鳴波卡舞曲》

（ｂ）理查史特勞斯的《阿爾卑斯山交響詩暴風雨段》

（ｃ）貝多芬的《第17號鋼琴奏鳴曲第三樂章》（暴風雨）

（ｄ）葛雷菲的《大峽谷組曲第五樂章》（暴風雨）

其他如上舉韋瓦第的《夏小提琴協奏曲第三樂章》、羅西尼的《第6號弦樂奏鳴曲第三樂章》，也是暴風雨曲目。

（3）現代元素

A.速度：

音樂是時間的藝術，速度最快的「快板—急板—最急板」，或混板曲目以此速度爲主者，都可歸屬第2類心劑。曲如

（ａ）羅西尼的《威廉泰爾序曲》最精華段

（ｂ）奧芬巴哈的《天堂與地獄序曲》最精華段

（ｃ）黃海懷的《賽馬》

（ｄ）高沙可夫的《大黃蜂》

B.標題：

標題爲「夏、火、紅、暴雷風雨」等曲目者，另如狂想曲、吉普賽曲目或樂曲的最精華段，多可歸於第2類心劑使用。曲如

（ａ）柯利吉雅諾的《紅色小提琴幻想曲》

（ｂ）《火焰之舞》的序幕《凱爾特的吶喊》

（c）李斯特的《第 2 號狂想曲》

（d）薩拉沙泰的《卡門幻想曲》最精華段

　C.情境：

　　　　凡最喜樂、最興奮、最暢快、最狂歡、最熱情、最燦爛的
音樂情境，皆屬第 2 類劑型的曲目。曲如踢踏舞劇《火焰
之舞》，多數混板的曲段。

（4）常例曲目

　　　　第 2 類心劑的常例曲目，共有 28 首，初服第 2 類心劑的患
者，以前8 首為先。第 28 首的《火焰之舞》踢踏舞劇，只
舉三首曲目為例。

〈第 2 類心劑常例曲目 28 首〉

1.韋瓦第《夏小提琴協奏曲第三樂章》（暴風雨）

2.哈察都量《劍舞》

3.比才《鬥牛士之歌》

4.奧芬巴哈《天堂與地獄序曲》（最精華段）

5.巴哈《第 2 號管弦組曲第七樂章》

6.陳耀星《戰馬奔騰》

7.羅西尼《威廉泰爾序曲》（最精華段）

8.高沙可夫《大黃蜂》

9.貝多芬《第 17 號鋼琴奏鳴曲第三樂章（暴風雨）》

10. 理查史特勞斯《阿爾卑斯山交響詩》（暴風雨段）

11. 羅西尼《塔朗泰拉舞曲》

12. 葛利格《霍爾堡組曲前奏曲》

13. 德弗札克《第 12 號弦樂四重奏第四樂章》

14. 比才《法蘭德爾舞曲》

15. 巴哈《第 3 號無伴奏小提琴組曲第一樂章》

16. 羅西尼《第 6 號弦樂奏鳴曲第三樂章》

17. 薩拉沙泰《卡門幻想曲》最精華段

18. 黃海懷《賽馬》

19. 帕格尼尼《無窮動》（或小約翰史特勞斯的《常動曲》）

20. 海頓《第 5 號四重奏第四樂章》

21. 史丹瓊斯《幽靈騎士》

22. 貝多芬《第 7 號交響曲第四樂章》

23. 柯利吉亞諾《紅小提琴幻想曲》

24. 葛雷菲《大峽谷組曲第五樂章（暴風雨）》

25. 波林《大提琴與爵士鋼琴三重奏第四樂章》

26. 聖桑《酒神節之舞》

27. 蒙悌《查爾達斯》

28. 踢踏舞劇《火焰之舞》三樂段：

（1）《凱爾特的吶喊》（序幕）

（2）《逃走》

（3）《舞王》

3、中醫第 3 類音樂劑型與常例 21 曲（脾劑）

（1）慨念

中醫的第 3 類音樂劑型，屬於脾臟的音樂（脾劑），中醫脾臟在天人合一的對應：

A.自然界的「長夏＋下午＋土」。

B.人為的壯年。

C.精神的「藏意」、七情當中的「思」。

（2）中醫元素

A.「長夏＋下午＋壯年＋土」：

這些「天人合一」居於中半的現象，如 a 長夏居於四季之中→b 下午居於一日之中→c 壯年居於一生之中→d 土居於五行之中，就如中醫的「脾臟居於五臟之中」。意謂，中醫第 3 類脾劑的曲目特質，屬於「中庸之道」的音樂。

B.土的延伸：

中醫言「土育萬物」，具有天人合一的意義。一是在人的「脾育五臟」，卽屬於消化系統的脾臟，供應營養給全身；二是在天的「土育萬物」，卽大地養育萬物，就如父母養育兒女，亦如宗教仁民愛物的情懷。是以，第 3 類的脾劑，親情類與宗教類的曲目特多。曲如

（a）布拉姆斯的《搖籃曲》

（b）巴哈＋古諾的《聖母頌》

（c）蕭邦的《搖籃曲》

（d）舒伯特的《聖母頌》

其他，歌劇詠嘆調最常表現的愛情與親情，親情類如普契尼的《親愛的父親》，亦屬之。

（3）現代元素

A.速度：

音樂是速度的藝術，速度最足以表達情緒。第 3 類脾劑多數等於速度之中，卽「中庸曲目＝行板＋小行板＋中板」或混板曲目以此速度為主者。這類中性曲目的特質，不急不徐、平和、安靜、閒適、訴懷。曲如

（a）莫札特的《小步舞曲》（第 17 號嬉遊曲第三樂章）

（b）舒伯特的《第 8 號交響曲第二樂章》

（c）莫札特的《C 大調長笛與豎琴協奏曲第二樂章》

（d）羅西尼的《第 3 號弦樂奏鳴曲第三樂章》

B.親情類與宗教類的樂曲：

樂曲表示父母對兒女的培育、照護、關愛，與表現宗教界仁民愛物的情懷。另宗教類曲目，如彌撒曲、聖母頌歌、讚美詩、經文歌、聖詠曲、清唱劇、受難曲等，同樣呈現慈愛慈祥、甜蜜溫暖、和藹和祥、安平安靜、寧靜怡靜、撫慰心靈、安定人心的效應，均屬「脾育五臟」與「土育

萬物」的樂曲。曲如

（a）亞當的《聖善夜》

（b）葛利果聖歌《晚禱》

（c）帕勒斯提納的《羔羊經》

（d）巴哈的《耶穌，世人仰望之喜悅》

（e）法朗克的《天使的麵包》

C.歌劇類的詠嘆調：

歌劇詠嘆調的獨唱訴懷，不外描繪愛情、親情、友情、國情，最在表現愛情與親情。尤其「歌劇愛情一籮筐」，此類的音樂情境，以中醫的第 3 類樂曲居多。曲如

（a）莫札特《費加洛婚禮》的「愛情為何物」

（b）比才《卡門》的「愛情是隻任性的鳥兒」

（c）韋柏《歌劇魅影》的「你是我的一切所求」

（4）常例曲目

第 3 類脾劑的常例曲目 21 首，前 6 首是初服者常規使用與演講時播放。

〈第 3 類脾劑常例曲目 21 首〉

1. 亞當《聖善夜》

2.巴哈＋古諾《聖母頌》

3.莫札特《C 大調長笛與豎琴協奏曲第二樂章》

4.普契尼《親愛的父親》

5.舒伯特《聖母頌》

6.布拉姆斯《搖籃曲》

7.電影《教會》主題曲

8.帕勒斯提納《羔羊經》（彌撒曲）

9.葛利果聖歌《晚禱》

10.莫札特《小步舞曲》（第 17 號嬉遊曲第三樂章 K.334）

11.蕭邦《搖籃曲》

12. 韋瓦第《G 大調雙曼陀林協奏曲第二樂章》

13. 普契尼《爲了藝術爲了愛》

14. 舒伯特《第 8 號交響曲第二樂章》

15. 葛利果聖歌《贊美詩救世主》

16. 巴哈《耶穌世人仰望之喜悅》

17. 羅西尼《第 3 號弦樂奏鳴曲第三樂章》

18. 夏邦泰《頌主曲之前奏曲》

19. 法朗克《天使的麵包》

20. 巴哈《G 大調小步舞曲》

21. 貝多芬《G 大調小步舞曲》

4、中醫第 4 類音樂劑型與常例 29 曲（肺劑）

（1）慨念

中醫的第 4 類音樂劑型，屬於肺臟的音樂（肺劑）。中醫肺臟在天人合一的對應：

A.自然界的「秋＋夜初＋金」。

B.人爲的中老年。

C.精神的「藏魄」、七情當中的「憂悲」。

（2）中醫元素

加拿大聖羅倫斯河從蒙特婁至魁北克、與南美巴塔哥尼亞的秋景，在秋楓樹林的紅橙黃畫帶，多彩繽紛的美總令人忘返。唯「秋的蕭瑟肅殺」，卻屬中醫在四季醫學的特點。也因此，凡屬悲傷悲痛、哀愁哀悼、憂怨鬱悶、失意失落、悽涼悽美、蒼桑蕭瑟、緬懷念舊等「陰性情緒群」的曲目，皆屬中醫的肺劑。

意卽，中醫以大自然的蕭瑟、灰黑、陰鬱、沉重、昏暗、枯萎、荒蕪、蒼涼、寂寥、蒼莽、死寂等景象，對應在人世的「負面情緒群」甚至無聊、無趣、無望的曲目。

（3）現代元素

　A.速度：

　　第 4 類劑型，屬於「慢板—緩板—最緩板—極緩板」的曲目，或以此速度為主的混板曲目。曲如

（a）巴伯的《弦樂慢板》

（b）羅德利果的《阿蘭輝茲協奏曲第二樂章》

（c）馬勒的《第 5 號交響曲第四樂章》

（d）阿爾比諾尼的《慢板》

　B.標題：

　　如「秋天」、「枯葉」、「殤」、「悲哭」、「輓歌」、「悲歌」、「悼念」、「安魂」、「悲愴」、「送葬」、「魂斷」、「離別」等，皆屬中醫第 4 類音樂劑型的元素。曲如

（a）德布西的《枯葉》

（b）皮耶佐拉的《秋天》

（c）莫札特的《悲哭的日子》

（d）巴哈的《與我同悲》

（e）蕭邦的《離別曲》

（f）徐家良的《殤》

（g）奧芬巴哈的《傑奎琳的眼淚》

（h）佛瑞的《悲歌》

　C.情境：

　　歌劇或電影等曲目，顯示第 4 類劑型「悲＋哀＋鬱＋苦＋孤＋寂＋悽」等音樂情境者。曲如

（a）約翰威廉斯的《辛德勒名單》主題曲

（b）安德魯韋柏的《盼你仍在我身邊》

（c）普契尼的《沒有媽媽在身邊》

（d）埃尼歐莫里康的《你的愛》

（e）漢斯季默的《我們自由了》

（4）常例曲目

第 4 類的音樂劑型（肺劑），常例曲目共 29 首。前 6 首，
為初聽者常規使用，與演講時的播放曲。

〈第 4 類肺劑常例曲目 29 首〉

1.莫札特《悲哭的日子》（安魂曲）

2.安德魯韋伯《盼你仍在我身邊》（歌劇魅影）

3.約翰威廉斯《辛德勒名單》主題曲

4.羅德利果《阿蘭輝茲協奏曲第二樂章》

5.埃尼歐莫里康《你的愛》（電影狂沙十萬里）

6.巴伯《弦樂慢板》

7.魯多維柯伊諾第《北極悲歌》

8.雷翁卡瓦洛《穿上彩衣》（歌劇《小丑》詠嘆調）

9.皮耶佐拉《遺忘》

10.巴哈《與我同悲》（《悲傷的眼淚》聖馬太受難曲）

11.阿雷格里《求主垂憐》

12.蕭邦《離別曲》

13.拉威爾《悼念公主的孔雀舞曲》

14.徐家良《殤》

15.奧芬巴哈《傑奎琳的眼淚》

16.羅南哈德曼《輓歌》（踢踏舞劇《火焰之舞》第 20 舞段）

17.佛瑞《悲歌》

18.普契尼《沒有媽媽在身邊（歌劇《修女安傑利卡》）

19.漢斯季默《我們自由了》（電影神鬼戰士）

20.德布西《枯葉》

21.皮耶佐拉《秋天》

22.米堯《秋》

23.阿爾比諾尼《慢板》

24. 柴可夫斯基《第 6 號交響曲第四樂章（悲愴）》
25. 貝多芬《第 3 號交響曲第二樂章（送葬進行曲）》
26. 馬勒《第1號交響曲第三樂章》（送葬進行曲）》
27. 蕭邦《第 2 號鋼琴奏鳴曲第三樂章（送葬進行曲）》
28. 德弗札克《第 9 號交響曲第二樂章（念故鄉）》
29. 馬勒《第 5 號交響曲第四樂章》（《魂斷威尼斯》配樂）

5、中醫第 5 類音樂劑型與常例 36 曲（腎劑）

（1）慨念

中醫第 5 類的音樂劑型，屬於腎臟的音樂（腎劑），中醫腎臟在天人合一的對應：

A.自然界的「冬天＋深夜＋水」。

B.人為的老年。

C.精神的「志—記憶」、七情的「恐」。

D.以上的天人合一，顯示「陰＋柔＋弱＋清＋涼＋冷」，皆屬中醫第 5 類音樂劑型的元素。

（2）中醫元素

A.「水＋冬＋夜＋月」：

冬天的輕撫柔美、雪白漂亮，夜晚的清涼，月色的柔美，如此美景是中醫第 5 類音樂劑型的元素。曲如

（a）柴可夫斯基的《冬之夢》

（b）舒伯特的《小夜曲》

（c）蕭邦的《第 2 號夜曲》（作品 9-2）

（d）貝多芬的《月光》

（e）德布西的《月光》

B.水的延伸：

「閃電雷鳴＋暴風雨＋爆炸火光」，皆為火的延伸，屬第 2 類劑型曲目。同理，「湖＋河＋海＋雨＋雪＋雲霧」，甚

至「飄渺＋詩意＋夢境＋幽悠＋虛幻」，皆屬水的延伸，可為第 5 類劑型之用。且水延伸的湖景，含蓋「天鵝＋月＋夜＋鏡＋島」，同屬第 5 類劑型的元素群。曲如

（a）聖桑的《天鵝》

（b）拉赫曼尼諾夫的《無息之島》

（c）德布西的《夢》與《雪舞》

（d）蕭邦的《雨滴前奏曲》

（e）蕭頌的《詩曲》

（f）拉威爾的《鏡子第一樂章》

（g）楊納捷克的《在霧中第一樂章》

（3）現代元素

A.速度：

第 4 類與第 5 類劑型皆屬中醫的陰劑，表現悲傷、憂鬱、哀愁、柔美、浪漫、清涼等陰性情緒。第 4 類是「陰中之陰」，唯第 5 類是「陰中之陽」，除慢板樂章外，亦常見混板樂章。如「慢板＋行板」、或「慢板＋中板」、或「慢板＋中板＋快板」、「或慢板＋快板」等，樂曲特點表現出「柔中有快、慢中有樂」。是患者最喜愛的曲目之一，且是自律神經失調、憂鬱症、焦慮症、躁鬱症等患者的調理治療劑。曲如

（a）拉威爾的《第 2 號鋼琴協奏曲第二樂章》

（b）李斯特的《第 3 號愛之夢》

（c）拉赫曼尼諾夫的《第 2 號鋼琴協奏曲第二樂章》

（d）聖桑的《d 小調浪漫曲》

（e）布拉姆斯的《第 3 號交響曲第三樂章》

（f）舒曼的《夢幻曲》

（g）魏歐當的《第 6 號小提琴協奏曲第三樂章》

B.標題：

如「冬」、「水」（含湖一河一海一雨一雪一雲霧一鏡）、「夜」、「月」、「天鵝」、「夢」、「詩」等者，曲如上述。

C.情境：

在歌劇、戲劇、電影等情節，顯現柔美、抒情、浪漫、飄渺、夢幻等第 5 類音樂劑型情境者。曲如

（a）英國民歌《史卡波羅市集》（多部電影的配樂）

（b）電影《畢業生》主題曲《寂靜之聲》

（c）電影《魂斷藍橋》主題曲《雷夢湖的美麗湖岸》

（4）常例曲目

第 5 類腎劑的常例曲目共 36 首，前 5 首是初服的常規曲，也是演講時的播放例曲。

〈第 5 類腎劑常例曲目 36 首〉

1. 貝多芬《月光》

2. 聖桑《天鵝》

3. 舒伯特《小夜曲》

4. 馮威廉斯《綠袖子幻想曲》

5. 馬斯奈《泰伊思暝想曲》

6. 巴哈《G 弦之歌》

7. 埃尼歐莫里康《新天堂樂園》（電影配樂）

8. 羅爾夫勞弗蘭《神秘園之歌》（《年輕的太陽》配樂）

9. 蘇格蘭民歌《史卡波羅市集》（《畢業生》主題曲之一）

10. 柴可夫斯基《冬之夢》

11. 蕭邦《第 2 號夜曲》（作品 9 第二首）

12. 德布西《月光》

13. 聖桑《d 小調浪漫曲》

14. 鮑羅定《夜曲》

15. 拉威爾《第 2 號鋼琴協奏曲第二樂章》

16. 古爾達《大提琴協奏曲第二樂章》

17. 魏歐當《第 6 號小提琴協奏曲第三樂章》

18. 拉赫曼尼諾夫《第 2 號交響曲第三樂章》

19. 托塞里《小夜曲》

20. 孟德爾頌《f 小調船歌》

21. 莫札特《第 21 號鋼琴協奏曲第二樂章》

22. 布拉姆斯《第 8 號交響曲第三樂章》

23. 舒曼《C 大調幻想曲》

24. 史梅塔納《莫爾道河》

25. 里雅道夫《魔湖》

26. 拉赫曼尼諾夫《無息之島》

27. 西貝流士《黃泉的天鵝》

28. 蕭邦《雨滴前奏曲》

29. 德布西《雪中足跡》

30. 楊納捷克《在霧中第一樂章》

31. 拉威爾《水精》（《加拉巴夜第一樂章〉）

32. 德布西《海妖》（《夜之素描第三樂章》）

33. 蕭頌《詩曲》

34. 杜卡《仙女》（舞之詩曲）

35. 拉威爾《鏡子第一樂章》

36. 德布西《夢》

（三）機轉

　　依「中醫音樂藥理學」而言，第 1 與第 2 類音樂劑型的陽性曲目， 具有陽性的補養、興奮與激升作用。以藥物療效作比擬，就如中醫使用的補養藥劑、開竅藥劑、祛寒藥劑、升陽解表藥劑等藥理效果。補養藥如黃耆、人參、當歸，開竅藥如冰片、鬱金，祛寒藥如乾

薑、桂枝，升陽解表藥如升麻、葛根、川芎、防風等。

　　而屬於鎮靜、抑制、瀉熱作用的陰性劑型，即中醫第 4 類與第 5 類的曲目，就如中醫的苦寒清熱藥、瀉下藥、安神藥、涼補藥等藥理效果。介於陽性與陰性之間，是具和祥安平的第 3 類中性曲目，有如中醫和解劑、消導劑、理氣劑的療效。

　　由於中醫對五臟的功能，素來採用「泛生理觀＋廣義之腦＋點—線—面的內外對應」的觀點。是以，中醫所謂的「五音入五臟」，與現代應用音樂對身心疾患的治療機轉，實屬同一。皆來之於，<五音>——旋律、節奏、和聲、對位等多元音波，<入五臟>——分別或同時以「陽中之陰＋陽中之陽＋中庸之道＋陰中之陰＋陰中之陽」，對腦中樞（腦波＋腦神經＋皮質＋邊緣系統＋腦神經傳導物質）與三大調控系統（自律神經＋內分泌＋免疫）的刺激（興奮或抑制）、調理。

　　〈「五音入五臟」——音樂效益的密碼舉偶〉

　　其一腦中樞：如

　　（1）分泌「快樂荷爾蒙=腦啡＋大麻素＋血清素＋催產素＋多巴胺」

　　（2）活化腦部神經元與血流量

　　（3）提升阿發波、降低貝他波

　　（4）刺激前額葉皮質

　　（5）振奮皮質的語言區與運動區

　　（6）刺激海馬迴

　　（7）促進生長激素分泌

　　（8）分泌多巴胺以預防與治療帕金森氏症（煙癮—酒癮—藥癮）

　　（9）分泌乙醯膽鹼以預防與治療失智症

　　其二自律神經：如

　　（1）抑制交感神經的過度興奮

　　（2）活化副交感神經

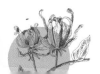

其三免疫系統：如

（1）增加自然殺手細胞、T 細胞、B 細胞

（2）增升免疫球蛋白 A

（3）促進介白素分泌

其四內分泌系統：如

（1）降低腎上腺皮質激素、泌乳激素

（2）升高黃體激素、助孕素、睪固酮

1、中醫的第 1 類音樂劑型（陽中之陰）

（1）陽中之陰：屬於陽性劑型的第 1 類曲目，對「中醫五臟＝腦中樞＋三調控系統」，具有「陽中之陰」的刺激作用。

（2）旋律主調：具有快樂、歡欣、舒暢愉悅、活潑開朗、生氣蓬勃的音樂藥理療效。

（3）何時聽：

A.早上上班可聽、中午開車可聽、晚上休息可聽，任何時候皆可聽。

B.如果中午煩躁、晚上鬱悶、陰雨天鬱結，或在狹窄空間的車內，不喜歡管弦樂團的龐雜，如第 1 類劑型的交響曲、協奏曲、序曲等樂章。

可選如下第 1 類的曲目

（a）音效比較柔和的圓舞曲

（b）三種最常用樂器的奏鳴曲（鋼琴＋小提琴＋大提琴）

（c）弦樂小夜曲

（d）為數眾多的重奏曲

（e）鋼琴類的「夜曲＋敘事曲＋前奏曲＋練習曲＋即興曲＋無言歌」。

（f）亦可將以上喜愛的曲目，組合「磅礡第 1 類＋柔和第 1 類＋奏鳴曲第 1 類＋弦樂小夜曲第 1 類＋重奏曲第 1 類＋

鋼琴類諸曲」的次序，建立在手機的第 1 類劑型、或製成隨身聽或 CD，隨時隨地聆聽。

（4）何人聽：

A.悲傷時，聆聽第 1 類曲目，腦啡、血清素、大麻素、多巴胺、腎上腺素分泌增加，有助情緒改善。

B.疲勞、無神時，聆聽第 1 類曲目，就如喝咖啡或運動後的效果，興奮腦中樞、增加血液量，可提神抗疲勞。

C.陰性人格傾向者，精神官能症如憂鬱症、焦慮症、慮病症、恐慌症患者，重大精神病如思覺失調症、躁鬱症、幻想症患者，皆可普遍應用第 1 類劑型曲目。

D.依臨診統計，患者最喜歡第 1 類與「第 1＋第 5 類」的曲目。一般在聆聽時，快樂感、舒適度增加，任何人皆可聽。這在臨床，是鼓勵患者「上工治未病—預防效果＋療尤不若先自療—自我療癒」的首選劑型。也是對患者進行中醫三法的音樂治療，在中醫臨床的首選劑型。

（5）通治七情的快樂處方：

A.中醫言「七情內傷五臟」，泛指壓力情緒太大太久（七情），傷及「腦中樞與三調控系統」（五臟），引發身體症狀、精神情緒症狀或身心症狀。

B.中醫五臟在「廣義之腦」的功能

（a）肝主宰「魂＋怒＋謀慮＋疏泄＋喜條達＋驚」的精神情緒。

（b）心主宰「神＋喜」的精神情緒。

（c）脾主宰「意＋思」的精神情緒活動。

（d）肺主宰「魄＋憂悲」的精神情緒。

（e）腎主宰「志＋恐」的精神情緒。

（f）這些「五臟—廣義之腦」主宰的精神情緒（七情—怒喜思憂悲恐驚），是人人有之、人之常情。七情若太大太久，

就可能內傷五臟，引發身體症狀、精神情緒症狀、身心症狀。

  C.通治七情的第 1 類肝劑

（a）肝的謀慮與脾的意、思，在精神活動重疊。

（b）肝的喜條達與心的喜重疊（肝的本質是「快樂之星」）。

（c）肝的疏泄與肺的憂悲重疊（肝若疏泄受滯，會出現鬱悶悲傷）。

（d）肝的驚與腎的恐重疊（驚恐同質）。

（e）是以，中醫的肝臟，可謂統管中醫所謂的「七情」。第 1 類肝劑的曲目，即是通治一切壓力情緒的快樂處方。負面情緒，無論是陽性的憤怒、煩躁，還是陰性的憂鬱、悲愁，第 1 類肝劑皆可治療調理。

  D.綜言之，一般人養生預防的「上工治未病」→患者自我療癒的「療尤不若先自療」→或醫者為患者進行的「中醫音樂治療三法」，皆可應用 第 1 類的肝劑為其首選。以期「快樂之星—肝劑」的曲目，是「快樂荷爾蒙=腦啡＋大麻素＋血清素＋催產素＋多巴胺」的分泌來源。

2、中醫的第 2 類音樂劑型（陽中之陽）

（1）陽中之陽：第 2 類的心劑曲目，對中醫的「五臟=腦中樞＋三調控系統」，具有「陽中之陽」的刺激作用。

（2）旋律主調：在中醫的五大類劑型曲目，最興奮、最狂歡、最快暢、最熱鬧熱情、最躍動、最璀璨、最火爆、最壯麗者，當是第 2 類心劑的音樂藥理效果。

（3）異質法：以中醫核心觀點的「陰陽二分法」，充滿快樂、歡欣、興奮、火熱療效的第 1-2 類陽性曲目，對身體與精神情緒處於「虛＋寒＋弱」的陰症，具有調理改善效應。如低血壓、手術後遺症、中風後遺症、慢性退化性疾病、陰性人

格、低潮無神、鬱悶、憂鬱症、慮病症、焦慮症、處於鬱期的思覺失調症與躁鬱症等。這個「以陽治陰法」，屬於音樂治療的「異質法」。臨床需特別注意的一點，不少身心處於陰性狀態的患者，不喜聲噪音吵，選曲務以「旋律較均整者」為宜。若患者不喜管弦樂曲的龐雜，除非是混板處方如史梅塔納的《莫爾道河》，否則另選他曲，如上述的奏鳴曲、鋼琴類曲目等。

（4）同質法：陽性人格特質，如過動、易發脾氣、易焦躁、易暴怒、衝動控制障礙等。重大精神病，如躁鬱症或思覺失調症的「躁期」。若個案可接受，可應用中醫第 1-2 類的陽性曲目長期治療。若陽性症狀漸之獲得改善，此是很特別的中醫「以陽治陽法」，屬於音樂治療的「同質法」。

3、中醫的第 3 類音樂劑型（中性）

（1）中庸之道：音樂是時間的藝術，第 3 類的脾劑曲目，以中庸之道對「五臟=腦中樞＋三調控系統」，進行刺激與調理作用。

（2）旋律主調：不快不慢、中庸、閒適、平靜、安和、溫馨、慈愛慈祥、典雅、壯嚴肅穆等「致中和」的音樂藥理效果。

（3）陰陽可治：第 3 類的脾劑曲目，多可抑制交感神經過度興奮，可讓人進入 Alpha 腦波，得來平靜、安定、放鬆。對身心不利的長期「陰陽情緒狀態」，具有調和調適的音樂藥理效果。陰性情緒，如憂鬱、悶愁、不安、煩惱、焦慮、哀傷；陽性情緒，如緊繃、急躁煩躁、過動、憤怒、敵意等。

（4）三種曲目最多：第 3 類脾劑以三種曲目最多，一如親情類與宗教類音樂的慈祥慈愛、包容寬恕、撫慰人心；二如歌劇類詠嘆，「愛情一籮筐」的由衷訴懷；三如「中板＋小行板＋行板」樂曲，顯示不快不慢、不急不徐的閒適。

4、中醫的第 4 類音樂劑型（陰中之陰）

（1）陰中之陰：第 4 類的肺劑曲目，以陰中之陰的旋律、節奏等，刺激與調整中醫的「五臟=腦中樞＋三調控系統」。

（2）旋律主調：具有悲傷悲痛、哀愁哀悼、憂怨鬱悶、失意失落、悽涼悽美、蒼桑蕭瑟、悲壯、緬懷、寂聊等音樂樂理的效果。意卽，標題與曲目，顯示「悲、哀、鬱、苦、孤、寂、悽、泣」。

（3）異質法：陽中之陽的第 2 類劑型曲目，對虛寒的身心陰症，具有「以陽治陰─異質法」的療效。同理，陰中之陰的第 4 類劑型曲目，對過動、易焦慮、易急躁、易暴怒等陽性人格特質，與泛焦慮症、躁症等，具有「以陰治陽─異質法」的調理效果。

（4）同質法：第 1 類劑型曲目的快樂歡欣、第 2 類劑型的興奮、狂歡，對易憂鬱、易鬱悶、憂鬱症等具有「以陽治陰─異質法」的效應。唯 在某些憂鬱症發作期的病患，第 4 療劑型曲目對其憂鬱症的改善或較爲顯著，這顯示第 4 類劑型「以陰治陰」的同質療效。

5、中醫的第 5 類音樂劑型（陰中之陽）

（1）陰中之陽：第 5 類的腎劑曲目，以「陰中之陽」的旋律、節奏等，對「五臟=腦中樞＋三調控系統」進行刺激與調理作用。

（2）旋律主調：呈現柔美優美、抒情、浪漫、懷舊、敍事、清涼、飄渺、空幻攸幽、閒情逸致、詩意夢境等音樂藥理效果。

（3）陰性人格特質的主治曲：第 1 類的肝劑以「陽中之陰」、第 5 類的腎劑以「陰中之陽」，刺激與調整「五臟=腦中樞＋三調控系統」功能。前者是陽劑、後者是陰劑，這兩類的

曲目，一直是患者的最愛。在中醫臨床，尤對具有「陰＋裡＋沉＋靜＋縮＋下＋降」七大主幹性格傾向的陰性人格特質者，在精神情緒的改善，更具音樂藥理效果。

（4）陰性人格的特徵：

    A.內向、保守、被動、沉靜、羞怯、木訥。

    B.完美主義、自我要求高、較易患得患失。

    C.自信心不足，甚至自擾、自貶、自責。

    D. 依賴傾向，較不獨立。 E.拘謹，反應敏感。

    F.易受暗示，易有對自己不利的念頭。

    G.易緊張，給自己壓力。

    H.易退怯、易逃避、易恐懼。

    I.易抑鬱、易焦慮。

    J.易悲觀，遇事往壞處想。

（5）精神官能症與睡眠障礙者：

    憂鬱症、焦慮症、慮病症、恐慌症、睡眠障礙等患者，平時均可讓第 5 類劑型，成為生活音樂化的最常規曲目。失眠患者，可在睡前二小時之前主聽第 1 類劑型，睡前二小時改聽第 5 類或混板的第 5 類曲目，睡時並配合「三合一＝腹式呼吸＋移轉＋不焦慮不怕」，幫助入眠。

（6）機轉：這兩類曲目的音樂藥理效益，對陰性人格、精神官能症與睡眠障礙的情緒改善，源之於

    A.分泌「快樂荷爾蒙＝腦啡＋血清素＋大麻素＋催產素＋多巴胺」。

    B.降低「壓力荷爾蒙＝腎上腺皮質激素」。

    C.調理邊緣系統功能，如杏仁核。

    D.降低交感神經過度興奮、活化副交感神經等。

6、中醫的混板處方

（1）音樂是時間的藝術，樂曲的速度是影響情緒的主要關鍵。進
入浪漫樂派，在「風景音樂化＋文學音樂化＋繪畫音樂化＋
哲學音樂化＋民族國家音樂化＋事件音樂化」等曲目，作曲
家爲表達內心的喜怒哀樂，往往以「緩板＋慢板＋行板＋中
板＋快板＋急板」等不同型式的混板。

（2）其中，「第 1＋第 5 類」的混板劑型（快樂＋柔美），爲多
數患者所喜愛。這類劑型，可列入中醫「上工治未病」的首
選曲目，更可選入患者「療尤不若先自療」、與醫者臨床進
行「中醫音樂治療三法」的首選。

（四）適應範圍

音樂的療效，總括「生理類＋精神心理情緒類」的疾患。蓋音
樂的醫療效果，源之於旋律、節奏、和聲、對位等多元音波，對「腦
中樞（腦波＋腦神經＋腦皮質＋邊緣系統＋腦神經傳導物質如腦啡
等）」與「三大調控系統（自律神經＋內分泌＋免疫）」，這軸線的
刺激與調節。中醫所謂的「上工治未病」，意謂可推廣全民的音樂運
動，應用中醫的五大類音樂劑型，強化或調理「腦中樞＋三大調控系
統」功能，以達全民養生並可延緩退休銀髮族的老化，進能不服藥、
少服藥，甚至「勝於服藥」的音樂效益。

反之，若腦中樞與三調控系統的功能異常，出現生理類、精神
心理情緒類或身心疾患，亦皆屬音樂療效的範圍。這也如，中醫所謂
的「七情（壓力情緒）」→「內傷（分泌壓力荷爾蒙等）」→「五臟
（腦中樞＋ 三大調控系統）」。

此刻，患者出現疾病，如屬肝源性症群可用第 1 類劑型、若屬
腎源性症群就用第 5 類劑型。意卽，可用中醫的五大類劑型曲目，以
「五音入五臟」，進行療治「七情內傷五臟」引發的身心疾患。

而在中醫臨床的音樂治療，可提供下列兩種方式。一是患者可進行「三梯式階段的自我療癒」，二是醫者依據中醫原理的「三法＝自療法＋陰陽法＋五行法」進行音樂治療，茲分述於下。

〈「七情內傷五臟」——音樂的療效舉偶〉

其一生理類

（1）頭區：頭痛、失眠、癲癇、失智、帕金森症、腦傷腦部功能障礙

（2）五官區：過敏性鼻炎、耳鳴

（3）循環系統：心臟病、高血壓

（4）呼吸系統：慢性咳嗽、氣喘

（5）消化系統：胃脹胃痛、消化不良

（6）泌尿系統：頻尿

（7）生殖系統：性功能障礙

（8）免疫系統：過敏性皮膚炎、僵直性關節炎或類風濕性關節炎

（9）內分泌系統：更年期障礙

（10）全身：減肥、慢性疲勞、復健（心智或肢體，如中風後遺症或帕金森症或失智或殘障等）

其二精神心理類

（1）重大精神病：思覺失調症、躁鬱症、幻想症

（2）精神官能症：憂鬱症、焦慮症、慮病症、恐慌症

（3）精神生理反應：由壓力情緒引發的自律神經失調、內分泌失調、免疫失調（如上生理類的舉例，從頭到腳，遍布全身的生理症狀群）。

1、中醫三梯式階段的自我療癒法（患者）

＜第一梯式的階段＞

　　第一梯式的階段，患者具備的要件有三，一務需先瞭解中醫的五大類音樂劑型與療效、二務需廣搜喜愛的各劑型曲目建立在手機上、

三以「平時愛聽＋當下愛聽＋定時愛聽」進行生活的音樂化。

要件 1，如瞭解中醫的第 1 類音樂劑型，具有快樂、愉悅等療效。第 2 類療效在興奮、暢快、熱情等；第 3 類在平靜、安定、溫和等；第 4 類在悲傷、沉鬱等；第 5 類在柔美、抒情、清涼等。初期，可提供「旋律較均整＋約 5 分鐘內」的曲目給患者，如「附件三」，先聽五大類劑型的各前「7＋8＋7＋6＋5=33」首。並藉機瞭解，患者對五大類劑型的反應。

要件 2，從已有的 CD、YouTube 、群組、各國各地民謠、歌曲、電影配樂、國樂等較易尋的管道，廣搜喜愛的曲目，歸類於自己最常聆聽的中醫五大音樂劑型。可仿如上列，五劑型共「27＋28＋21＋29＋36=141」首的常用曲目（附件二）。亦可依照自己，最喜愛的「1 劑型系列→2 音樂家系列→3 樂派系列→4 曲型系列→5 國樂系列→6 樂器系列→7 聲樂系列」等曲目，進行廣搜建立自己的曲庫。如廣搜較喜愛的第 1 類音樂劑型，建立曲庫；如較偏愛巴哈與莫札特的曲目；如對古典樂派的曲目情有獨鍾；如對協奏曲與奏鳴曲較喜歡；如對國樂的曲目較愛聽；如一向喜愛大提琴；如喜愛聲樂，則重點收集歌劇類、宗教類、藝術歌曲類、民歌類、情歌類等聲樂曲目。

要件 3，以「平時愛聽＋當下愛聽＋定時愛聽」三方式，進行生活音樂化。這三種聆聽方式，通用於第二梯式與第三梯式階段。

其一「平時愛聽」：

（1）可將一日分 5 個時段，亦可對應中醫的一日 5 時段。

　　A. 如早上較喜愛聆聽第 1 類劑型，就主聽第 1 類。

　　B. 中午時段聽第 2 類劑型。

　　C. 午後黃昏聽第 3 類劑型。

　　D. 晚餐後聽第 4 與第 5 類劑。

（2）如晴天，較喜聽第 1-2 類。

（3）如陰雨天，喜愛五大類的劑型輪流聽（沁在「陽中有陰＋陰中有陽＋中性」的氛圍裡）。

（4）如開車，較喜愛第 1-2-5 類劑型。

（5）如工作，較喜愛第 1-3-5 類劑型。

（6）如運動，較喜愛第 1-2 類劑型陪伴。

（7）如煩惱焦慮，較喜愛第 3-4 類劑型。

（8）如悲傷，較喜愛第 1-3-4 類劑型。

（9）如憤怒，較喜愛第 2-4 類劑型。

（10）其他，依此類推。

其二「當下愛聽」：

（1）依當下的心情與狀態，選擇較為喜愛的劑型聆聽。

（2）如早上原慣聽第 1 類音樂，此時只愛第 4 類，就聽第 4 類
曲目。

（3）如夜晚後，慣聽蕭邦夜曲，現只想聽貝多芬的第 1-2 類交響
曲目。

（4）如開車時，慣聽第 3 類，現只愛第 1 類劑型樂曲。

（5）如鬱悶時，慣聽第 1-2 類，現只想聽第 5 類的曲目。

其三「定時愛聽」：

（1）當不同的時段，喜愛的劑型曲目，累積一定次數的感受經驗
後，即可將自己定型。

（2）如每次在煩惱焦慮時，總在聆聽第 4 類後有助情緒的改善。
則第 4 類劑型曲目的「定時愛聽」，即屬自己對抗煩惱焦慮
的音樂效應。案例如家庭主婦陳女士，在煩惱焦慮時，對徐
嘉良《殤》的定時愛聽。

（3）如上班族鞏小姐在鬱悶無神時，對第 1 類史梅塔納《莫爾道
河》的定時愛聽。

（4）「定時愛聽」的累積，也是患者尋求音樂劑型曲目，對自我
療癒的試驗過程。即在壓力來襲或有情緒困擾時，以「定時
愛聽」瞭解何類劑型與曲目，對自己較有療癒效益。如每逢
壓力來襲，聆聽「第 1＋第 5 類」曲目，有助壓力的緩解，

則「第 1＋第 5 類→壓力來襲」，就成為自己的治療劑。

再如有些患者反應，第 4 號肺劑曲目，從「定時愛聽」的綜合效應如下：

A.適合不喜吵雜者

B.喜平靜安靜者

C.面臨壓力者

D.睡眠障礙者

E.情緒困擾者

F.憂鬱症發作期者

G.陽性人格特質者（如易焦躁、易怒、過動等）

<第二梯式的階段>

第一梯式的階段，已能讓患者體驗到中醫的五大類劑型曲目，a 可用之為生活的陪伴與寄託→b 可排遣無聊煩悶→c 可消除疲勞疼痛→d 可移轉與舒解負面情緒→e 可鎮靜安神→f 可振奮人心，帶出快樂感，提高生命的喜悅等。

唯仍需繼續加深自己喜愛的曲庫，尤其當重複聆聽第一梯式階段的曲目，已感覺出現有「重複抑制——快感與共鳴感降低」時。第二梯式階段 的重頭戲，在聆聽 32 種不同樂曲並廣搜喜愛曲目後，將每一種樂曲較為喜愛的曲目，自編成自己的「精選」→「再精選」→「最精選」CD。

是以，第二梯式階段，亦可稱之為「32 種樂曲階段」。32 種樂曲＝「1 交響曲→2 協奏曲→3 序曲→4 交響詩→5 幻想曲→6 隨想曲→7 狂想曲→8 組曲→9 圓舞曲→10 進行曲→11 詼諧曲→12 輪旋曲→13 幽默曲→14 常動曲→15 變奏曲→16 觸動曲→17 小夜曲→18 嬉遊曲→19 即興曲→20 樂興之時→21 無言曲→22 浪漫曲→23 夜曲→24 敘事曲→25 練習曲→26 前奏曲→27 間奏曲→28 船歌→29 華麗曲→30 奏鳴曲→31 重奏曲→32 義大利是歐洲之母（即歌劇與宗教音

樂）。

　　聆聽每種樂曲後，可自編一片或數片「60-70 分鐘」的 CD，如交響曲類，自海頓到蕭士塔高維奇，編有各自的 CD。並將每種樂曲較為喜愛的曲目，都各自編有「精選輯→再精選輯→最精選輯」，如附件四的「鋼琴協奏曲精選」、附件五的「詼諧曲＋輪旋曲＋幽默曲＋嬉遊曲＋變奏曲之再精選」、附件六的「奏鳴曲最精選」。編有精選、再精選、最精選者，聆聽的次序可依「最精選→再精選→精選」。

<第三梯式的階段>

　　窮其一生，或無法將古典樂曲全攬納入耳中。唯患者已從第二梯式階段的 32 種樂曲，加深自己的曲庫。此時，可進入第三梯式階段，即以 32 種古典樂曲為根本，集合廣搜的電影配樂、YouTube、群組、各國各地民歌、國樂等，開始混編自己喜愛的曲目成輯。

　　為避免同質性太高，為避免重複抑制的現象提早。混編的基本原則，盡量是大小曲、長短曲、不同種類古典樂曲的合輯，且每塊 CD 偶可間插一首電影配樂、各國民歌、國樂、歌曲等。重奏曲較特殊，可由二重奏直至九重奏，混編原則同上。如附件七的《中醫的音樂處方套餐之 1》，附件八的《中醫的音樂處方套餐之 5》，附件九的《中醫的音樂處方套餐之 8》等。

　　患者由「生→半生熟→熟」，與古典音樂逐漸建立感情。當日積月纍的投入，達到第三梯式階段，已能混編自己喜愛的曲目成輯。此刻的患者同可收獲，中醫所謂「上工治未病─預防效果＋療尤不若先自療─治療效果」的音樂雙重效益。

2、中醫原理的音樂治療三法（醫者）

　　依據中醫原理的核心概念，「自療法＋陰陽法＋五行法」，是醫者可利用的音樂治療三法。「依症論治」，本是醫者的根據。

　　唯需特別強調的有三，其一中醫採取的是「泛生理關」與「泛病

理觀」，易言之，中醫在肝心脾肺腎五臟的生理功能與病理現象，皆較現代醫學廣泛。其二中醫的肝心脾肺腎，各具有現代精神、心理、情緒功能，易言之，中醫的五臟可稱為「廣義之腦」。其三中醫的肝心脾肺腎，各具「點—線—面」的內外對應關係，以肝臟為例，外面的「點——眼睛」＋「線——肝膽經的穴位」＋「面——肋區」，皆與體內的肝臟相對應。中醫這三個特點，顯示中醫的五臟，每臟皆同如現代「腦中樞＋三大調控系統功能」的連線一樣。

以中醫的肝臟而言，其身心功能如表列，附件十的「中醫肝臟的生理與心理功能（肝源性）」。

其一生理功能：含蓋「臟腑法＋路線法＋時間法」，路線法就是中醫特有的經絡路線與穴位生理，而時間法則是中醫經絡所屬的特有時間。

其二精神情緒功能（廣義之腦）：中醫的肝心脾肺腎五臟中，肝臟在精神情緒的功能最為廣泛，幾包含其他四臟的範圍。如下列，肝臟在「廣義之腦」的功能瓜分最多。

（1）「藏魂」——睡眠障礙、神魂不安；

（2）「主疏泄，喜條達」——鬱悶、不快樂（鬱與悲同類，與肺重疊；

（3）「主怒，屬剛臟」——易急躁、易憤怒；

（4）「主謀慮」——操煩過度、焦慮過度、想太多（謀慮與思同類，與脾重疊）；

（5）「主驚，主決斷」——敏感神經質、自信心不足、果斷力不足、易緊張、易受驚恐（驚與恐同類，與腎重疊）。

其三肝源性身心症狀群：由附件十一的「肝源性身心症群」為例，可知中醫五臟的「泛生理觀＋泛病理觀＋廣義之腦＋內外對應的點線面」，類似現代「腦中樞—三大調控系統」之間的軸線。

這麼龐大「七情內傷肝臟」的身心症群，都是中醫第 1 類音樂劑型的治療範圍。同理，心源性—脾源性—肺源性—腎源性的身心症

群，是第 2 類—第 3 類—第 4 類—第 5 類劑型曲目的治療範圍。

<自療法>

自療法，是依患者出現的症狀，視其病在何臟，就個別主用該臟音樂劑型的曲目進行療治。若二臟或二臟以上的症狀混合，則混型應用。

（1）個別應用

其一、肝源性身心症狀群

    A.症群：如患者出現「憤怒＋頭暈＋眼紅」，此中醫的肝源性症狀，可主用第 1 類的劑型曲目治療（肝劑）。意卽，肝源性身心症狀群→主用第1 類的肝劑曲目治療，也稱是「療尤不若先自療」的自我療癒。

    B.處方：如

（a）帕海貝爾的《卡農》

（b）莫札特的〈第 24 號鋼琴協奏曲第三樂章〉

（c）蕭士塔高維奇的〈第 2 號圓舞曲〉

（d）史克里雅賓的《f 小調鋼琴協奏曲第三樂章》

其二、餘臟治療如上類推

    A.心源性身心症狀群：主用第 2 類的心劑曲目

    B.脾源性：主用第 3 類的脾劑

    C.肺源性：主用第 4 類的肺劑

    D.腎源性：主用第 5 類的腎劑

（2）混型應用

其一、「肝源性＋脾源性」混合症群

    A.症狀：如見患者「睡眠障礙＋眼睛酸澀＋頭暈目眩＋腹脹不適＋胃痛」，此爲中醫肝脾二臟的混合症狀。

    B.處方1：可單用上列的肝劑曲目治療。

    C.處方2：可單用第 3 類的脾劑曲目，如

（a）巴哈＋古諾的《聖母頌》

（b）莫札特的《C 大調長笛與豎琴協奏曲第二樂章》

（c）莫里康的《教會》（電影主題曲）

（d）舒柏特的《第 8 號交響曲第二樂章》

（e）法朗克的《天使的麵包》

D.處方3：肝脾合病→肝脾混劑，可將第 1 劑與第 3 劑的曲
目，混合輪流聆聽。

E.處方4：同下。

其二、「肝源性—心源性—脾源性—肺源性—腎源性」之間的混
型應用，類推如上。亦可廣用下列共 11種，鋼琴類的混板處方（卽混
有「快板＋中板＋慢板」的曲目）：

（a）卽興曲

（b）樂興之時

（c）無言歌

（d）浪漫曲

（e）夜曲

（f）練習曲

（g）敍事曲

（h）前奏曲

（I）間奏曲

（j）船歌

（k）華麗曲（阿拉貝斯卡）

<陰陽法>

「陰陽二分法」，是中醫的核心概念，用以區分生理、病理、精
神心理情緒、診斷、藥物、治療等，醫者以陰陽二分法的音樂治療如
下。

（1）以陽治陰法

　　A.生理性的陰症：泛指慢性類、退化類疾患，如慢性頭痛、高血壓、糖尿病、中風後遺症、癲癇、慢性氣喘、退化關節炎、慢性皮膚炎等。

　　B.精神情緒性的陰症：陰性人格者，如容易緊張、易憂鬱、易傷感等；精神官能症，如憂鬱症、慮病症、焦慮症等。

　　C.治療劑型與處方：針對此類中醫所謂「久病則虛」的身心陰症，可主用或混用第 1-2 類的「陽」性劑型曲目，進行長期療治，稱之為音樂治療的「以陽治陰法」。

　　D.處方：如

（a）貝多芬的《第 9 號交響曲第一樂章》

（b）西貝流士的《春之歌》

（c）莫札特的《第 20 號鋼琴協奏曲第一樂章》

（d）蘇佩的《輕騎兵序曲》

（e）史梅塔納的《莫爾道河》

（2）以陰治陽法

　　A.身體的陽症：主病外（如高血壓），兼有下述的症狀，出現頻率高、時間長者，中醫的陽症越明顯。

（a）上——易口乾口渴口臭、臉色或眼睛赤紅、聲音宏大；

（b）中——好喝冷飲；

（c）下——易便秘、小便黃；

（d）全——怕熱。

　　B.精神情緒的陽症：過動、猖狂、躁動、個性急、煩燥、好發脾氣，或伴有心煩不定、焦慮恐慌。

　　C.劑型治療：以陰治陽法，是主用第 4-5 類劑型的長期療治。但第 3 類的中性劑型，可同時應用在陽性或陰性的身心病症。依據個案的喜好而定，可主用或同時混用第 3 類劑型曲目。

D.第 3 類劑型處方：如

（a）舒伯特的《聖母頌》

（b）貝多芬的《第 8 號鋼琴奏鳴曲第二樂章》

（c）亞當的《聖善夜》

E.第 4 類劑型處方：如

（a）徐家良的《殤》

（b）莫札特的《悲哭的日子》（安魂曲）

（c）羅德利果的《阿蘭輝茲協奏曲第二樂章》

（d）皮耶佐拉的《遺忘》

（e）巴伯的《弦樂的慢板》

F.第 5 類劑型處方：如

（a）聖桑的《天鵝》

（b）拉威爾的《第 2 號鋼琴協奏曲第二樂章》

（c）貝多芬的《月光》

（d）柴可夫斯基的《小提琴協奏曲第二樂章》

（e）舒伯特的《小夜曲》

（f）拉赫曼尼諾夫的《第 2 號交響曲第二樂章》

（3）以陰治陰法

　A.原理：應用陰性音樂劑型，治療陰性症狀，尤其是陰性的
　　　　精神情緒。如以第 4 類曲目，治療「失親創傷症候群或憂
　　　　鬱症發作」的患者，以其取得「同病相憐」的撫慰，此即
　　　　是「同質法」的應用。

　B.例案：如失親的吳小姐，每逢憶親暗泣，聽完徐家良的
　　　　《殤》後，創傷的不適漸可平靜安定。

（4）以陽治陽法

　A.原理：應用歡欣暢快的第 1-2 類劑型，治療「經常或正在
　　　　躁動、發脾氣、過動、躁症」的患者。以其能在「愉悅歡
　　　　樂、興奮快暢」的同步旋律中，取得情緒的疏洩、轉移、
　　　　緩和。

B. 例案：急性躁動的黃先生，經常發飆，找到的解方竟是三
　首快暢的曲目。卽間插常聽，a 哈察都量的《劍舞》、b 羅
　西尼的《威廉泰爾序曲最精華段》、c 奧芬巴哈的《天堂與
　地獄序曲最精華段》。

<五行法>

五行法，是古代醫家將自然的大宇宙，化繁爲簡以天人合一對應
人體的小宇宙（中醫的五臟）。此論點，縱直被外界誤會，卻是中醫
最繁複的治療方式（每種學術的形成，皆有其時空與文化背景）。

中醫五大類音樂劑型的次序，依「第 1 類肝劑（木）→第 2 類
心劑（火）→第 3 類脾劑（土）→第 4 類肺劑（金）→第 5 類腎劑
（水）」而定。音樂治療的五行法，是給醫者提供一個臨床應用的模
式參考。茲舉順剋法與順生法如下。

（1）以五行法的「順剋法」爲例

　A. 如見患者出現中醫的「脾源性疾病」

　（a）生理症狀：出現「脾胃、口腔」與屬於脾胃二經路過的
　　　「顏面區＋胸腹區＋下肢神經筋肉區」等生理症狀（如食
　　　欲不振、常腹瀉、嘴巴破等）。

　（b）精神情緒症狀：出現「操煩＋焦慮過度＋憂鬱」等。

　B. 治療思維

　（a）自療法：可選用平靜安定的第 3 類劑型曲目，進行自療
　　　法。

　（b）順剋法：中醫有謂「木剋土」，此時醫者亦可選用第 1
　　　類歡樂喜悅的肝劑曲目，進行音樂治療。

　（c）順生法：中醫言「火生土」，亦可選用第2類劑型的暢快
　　　興奮曲目治療之。

（2）以五行法的「順生法」而論

　A. 如見「肝源性症群」

（a）生理症狀：出現「肝、膽、眼睛、筋膜」與屬於肝膽二經路過的「人體側面＝頭面區＋肋區＋下腹區—下肢區」等生理疾患（如頭痛、頭暈、掉髮多、眼酸澀不適、經期不定等）。

（b）精神情緒症狀：出現「睡眠障礙＋情緒低落」或「焦慮＋緊張」或「憤怒」等精神情緒狀況。

B.治療思維

（a）自療法（木）：可應用第 1 類快樂愉悅的肝劑曲目。

（b）順剋法（金）：中醫言「金剋木」，可應用第 4 類悲傷憂悶的肺劑曲目。

（c）順生法（水）：中醫言「水生木」，亦可應用第 5 類柔美清涼的腎劑曲目。

（五）結語

1、以關懷而言，投入中醫近 40 年，臨床對來診的壓力性病患與精神心理疾患，特別的注意與關懷，如附件十二的「多年來投入精神心理領域的痕跡」。且如附件十三——2005 年 10 月 16 日高雄地區的「九十四年度中醫藥學術暨臨床病例研討會」，曾呼籲「精神心理疾患的療治，應是中醫可以再增強的領域」。

2、以提供而言，對此類病患，臨床除對談時經常提給「心理法則四法＝1 腹式呼吸＋2 思維雙向道＋3 三不＋4 四不過」，更提供「中醫心理養生六法＝養德＋養心＋養性（人格特質）＋運動＋休閒＋興趣」，與其互動。中醫五大類音樂劑型的推廣與應用，即屬靜態興趣之一。用意在，來診患者能從下列的音樂效益建立「內營式快樂系統」，以減輕臨床常見「四過＝過度責任感＋過度求完美＋過度需求與比較性需求＋過度在意別人

的評價與眼光」壓力侵襲所引發的身心症群：

（1）陪伴（如第 4 類劑型同病相憐的撫慰——同質法）

（2）排解無聊煩悶

（3）消除疲勞

（4）減輕病痛

（5）移轉或紓緩負面情緒

（6）鎮靜安神

（7）振奮精神

（8）帶出快樂感

（9）提高生命的喜悅

3、以患者自我療癒而言，五大類音樂劑型的提供，以「旋律較均整＋5 分鐘內」的曲目優先。即「常例曲目=27＋28＋21＋29＋36=141 首」，最前的「7＋8＋7＋6＋5=33首」。並鼓勵從各處廣搜自己喜愛的五大類曲目，建立在手機，以「平時愛聽＋當下愛聽＋定時愛聽」三方式，進行生活音樂化。且可從「定時愛聽」的劑型，定位找到自己壓力的舒解之道，以達中醫所謂的「療尤不若先自療」（自我療癒）。

4、以醫者的應用而言，中醫對五臟的功能，一向定義為「泛生理觀＋廣義之腦＋點—線—面的內外對應」。是以，中醫的「七情內傷五臟」，實如現代「壓力群→侵襲→腦中樞＋三調控系統」。中醫的「五音入五臟」，就如五大類音樂劑型以「陽中之陰＋陽中之陽＋中庸之道＋陰中之陰＋陰中之陽」，刺激（興奮或抑制）與調理「腦中樞＋三調控系統」一樣。

醫者，可依患者出現中醫的「肝源性—心源性—脾源性—肺源性—腎源性」症群，分別處方「第 1—第 2—第 3—第 4—第 5 類」劑型治療，這稱之為中醫的「自療法」，此其一。可以「第 1 類＋第 2 類」的陽性劑型，治療身心的陰症；以「第 4 類＋第 5 類」的陰性劑型，治療身心的陽症；以第 3 類的中

性劑型，雙治身心的陰症或陽症，這種應用模式統稱為「陰陽法」， 此其二。可以應用第 4 類劑型治療肝源性症群，謂之「金剋木」；亦可用第 5 類劑型治療肝源性症群，謂之「水生木」，這種應用模式統稱是「五行法」，此其三。

醫者，除可用第 1 類肝劑治療臨床常見的「肝鬱」患者。更可以「通治快樂處方」的第 1 類肝劑為首選，通用在「七情內傷五臟」的任何症群。若效果不彰，再循他法，或自療法、或陰陽法、或五行法的曲目。

5、以大眾的「上工治未病」而言，中醫五大類音樂劑型的應用，起源於中醫門診特多的壓力性病患與精神心理疾患，「七情內傷五臟」的範圍，包括現代的重大精神病、精神官能症與精神生理反應（三調控系統功能失調）。除患者可用五大類劑型「療尤不若先自療」（自我療癒）、醫者可應用中醫音樂治療三法，大眾更可用中醫五大類劑型的效益進行生活音樂化，以達「上工治未病」。此一音樂活動的推廣，待「聽曲消愁，有勝於服藥」的效益擴散，將有益於「減少個人的醫療支出與預防全民健保的持續虧損」。

四、附件

〈附件一〉
中醫五大類音樂劑型簡表

五音	五行	調法	補法（生）	治法（剋）	情緒作用（陰陽二分法）
角調	木（春）	通肝	補心	治思	偏陽性作用（陽樂）
徵調	火（夏）	通心	補脾	治憂悲	偏陽性作用（陽樂）
宮調	土（長夏）	通脾	補肺	治恐	平性
商調	金（秋）	通肺	補腎	治怒	偏陰性作用（陰樂）
羽調	水（冬）	通腎	補肝	治喜	偏陰性作用（陰樂）

〈附件二〉
中醫五大類音樂劑型的常例曲目 141 首

（一）第 1 類音樂劑型（肝劑）

1.帕海貝爾《卡農》

2.韋瓦第《第 6 號 a 小調小提琴協奏曲第一樂章》

3.義大利民歌《啊！姑娘再見》（Bello Ciao）

4.皮耶佐拉《自由的探戈》

5.貝多芬《第 8 號鋼琴奏鳴曲第三樂章》

6.布拉姆斯《第 5 號匈牙利舞曲》

7.蕭士塔高維奇《第 2 號圓舞曲》

8.韋瓦第《春小提琴協奏曲第一樂章》

9.西貝流士《春之歌》

10.葛利格《清晨》

11.雷史匹基《羅馬之松第四樂章》

12.霍爾斯特《木星》

13.馬水龍《梆笛協奏曲》

14.史梅塔納《莫爾道河》

15.義大利民歌《藍精靈》（Bubamara）

16.希臘民歌《希臘左巴》（Zorba The Greek）

17. 巴西民歌《雀鳥》（Tico Tico No Fuba'）

18.委內瑞拉民歌《卡巴洛維耶荷》（Caballo Viejo）

19.法屬玻利尼西亞《大溪地頌歌》（Ia Ora'O Tahiti Nue）

20.黑暗騎士主題曲

21.達文西密碼主題曲

22.韋瓦第《b 小調四重協奏曲》

23.麥克斯李希特《十一月》

24. 雷神索爾《黑暗世界》

25. Two Step From Hell 原創音樂《勝利》

26. 李泰祥《酒歌》

27. 神鬼奇航主題曲

（二）第 2 類音樂劑型（心劑）

1. 韋瓦第《夏小提琴協奏曲第三樂章（暴風雨）》

2. 哈察都量《劍舞》

3. 比才《鬥牛士之歌》

4. 奧芬巴哈《天堂與地獄序曲》最精華段

5. 巴哈《第 2 號管弦組曲第七樂章》

6. 陳耀星《戰馬奔騰》

7. 羅西尼《威廉泰爾序曲》最精華段

8. 高沙可夫《大黃蜂》

9. 貝多芬《第 17 號鋼琴奏鳴曲第三樂章（暴風雨）》

10. 理察史特勞斯《阿爾卑斯山交響詩》暴風雨段

11. 羅西尼《塔朗泰拉舞曲》

12. 葛利格《霍爾堡組曲前奏曲》

13. 德佛札克《第 12 號弦樂四重奏第四樂章》

14. 比才《法蘭德爾舞曲》

15. 巴哈《第 3 號無伴奏小提琴組曲第一樂章》

16. 羅西尼《第 6 號弦樂奏鳴曲第三樂章》

17. 薩拉沙泰《卡門幻想曲》最精華段

18. 黃海懷《賽馬》

19. 帕格尼尼《無窮動》（或小約翰史特勞斯的《常動曲》）

20. 海頓《第 5 號四重奏第四樂章》

21. 史丹瓊斯《幽靈騎士》

22.貝多芬《第 7 號交響曲第四樂章》

23.可利吉亞諾《紅小提琴幻想曲》

24.葛雷菲《大峽谷組曲第五樂章（暴風雨）》

25.波林《大提琴與爵士鋼琴三重奏第四樂章》

26.聖桑《酒神節之舞》

27.蒙悌《查爾達斯》

28.踢踏舞劇《火焰之舞》三樂段：

（1）《凱爾特的吶喊》（序幕）

（2）《逃走》

（3）《舞王》

（三）第 3 類音樂劑型（脾劑）

1.亞當《聖善夜》

2.巴哈＋古諾《聖母頌》

3.莫札特《C 大調長笛與豎琴協奏曲第二樂章》

4.普契尼《親愛的父親》

5.舒伯特《聖母頌》

6.布拉姆斯《搖籃曲》

7.電影《教會》主題曲

8.帕勒斯提納《羔羊經》（彌撒曲）

9.葛利果聖歌《晚禱》

10.莫札特《小步舞曲》（第 17 號嬉遊曲第三樂章 K.334）

11.蕭邦《搖籃曲》

12.韋瓦第《G 大調雙曼陀林協奏曲第二樂章》

13.普契尼《為了藝術為了愛》

14.舒伯特《第 8 號交響曲第二樂章》

15.葛利果聖歌《讚美詩救世主》

16.巴哈《耶穌世人仰望之喜悅》

17.羅西尼《第 3 號弦樂奏鳴曲第三樂章》

18.夏邦泰《頌主曲之前奏曲》

19.法朗克《天使的麵包》

20.巴哈《G 大調小步舞曲》

21.貝多芬《G 大調小步舞曲》

（四）第 4 類音樂劑型（肺劑）

1.莫札特《悲哭的日子》（安魂曲）

2.安德魯韋伯《盼你仍在我身邊》（歌劇魅影）

3.約翰威廉斯《辛德勒的名單》主題曲

4.羅德利果《阿蘭輝茲協奏曲第二樂章》

5.埃尼歐莫里康《你的愛》（狂沙十萬里）

6.巴伯《弦樂慢板》

7.魯多維科伊諾第《北極悲歌》

8.雷翁卡瓦洛《穿上彩衣》（歌劇《小丑》詠嘆調）

9.皮耶佐拉《遺忘》

10.巴哈《與我同悲》（卽《悲傷的眼淚》——聖馬太受難曲）

11.阿雷格里《求主垂憐》

12.蕭邦《離別曲》

13.拉威爾《悼念公主的孔雀舞曲》

14.徐嘉良《殤》

15.奧芬巴哈《傑奎琳的眼淚》

16.羅南哈德曼《輓歌》（踢踏舞劇《火焰之舞》第 20 舞段）

17.佛瑞《悲歌》

18.普契尼《沒有媽媽在身邊》（歌劇《修女安傑莉卡》）

19.漢斯季墨《我們自由了》（神鬼戰士）

20.德布西《枯葉》

21.皮耶佐拉《秋天》

22.米堯《秋》

23.阿爾比諾尼《慢板》

24.柴可夫斯基《第 6 號交響曲第四樂章（悲愴）》

25.貝多芬《第 3 號交響曲第二樂章（送葬進行曲）》

26.馬勒《第 1 號交響曲第三樂章》

27.蕭邦《第 2 號鋼琴奏鳴曲第三樂章（送葬進行曲）》

28.德佛札克《第 9 號交響曲第二樂章（念故鄉）》

29.馬勒《第 5 號交響曲第四樂章》（《魂斷威尼斯》配樂）

（五）第 5 類音樂劑型（腎劑）

1.貝多芬：月光

2.聖桑：天鵝

3.舒伯特：小夜曲

4.馮威廉斯：綠袖子幻想曲

5.馬斯奈：泰伊斯瞑想曲

6.巴哈：《G 弦之歌》

7.埃尼歐莫里康：《新天堂樂園》（電影配樂）

8.羅爾夫勞弗蘭：神秘園之歌（《年輕的太陽》配樂）

9.蘇格蘭民歌：《史卡波羅市集》（《畢業生》主題曲之一）

10.柴可夫斯基：冬之夢

11.蕭邦：夜曲（作品 9 第二首）

12.德布西：月光

13.聖桑：d 小調浪漫曲

14.鮑羅定：夜曲

15.拉威爾：《第 2 號鋼琴協奏曲第二樂章》

16.古爾達：《大提琴協奏曲第四樂章》

17.魏歐當：《第 6 號小提琴協奏曲第三樂章》

18.拉赫曼尼諾夫：《第 2 號交響曲第三樂章》

19.托塞里：《小夜曲》

20.孟德爾頌：《f 小調船歌》

21.莫札特：《第 21 號鋼琴協奏曲第二樂章》

22.布拉姆斯：《第 8 號交響曲第三樂章》

23.舒曼：《C 大調幻想曲》

24.史梅塔納：《莫爾道河》

25.里雅道夫：《魔湖》

26.拉赫曼尼諾夫：《無息之島》

27.西貝流士：《黃泉的天鵝》

28.蕭邦：《雨滴前奏曲》

29.德布西：《雪中足跡》

30.楊納捷克：《在霧中第一樂章》

31.拉威爾：《水精》（《加拉巴之夜第一樂章》）

32.德布西：《海妖》（《夜之素描第三樂章》）

33.蕭頌：《詩曲》

34.杜卡：《仙女》（舞之詩曲）

35.拉威爾：《鏡子第一樂章》

36.德布西：《夢》

〈附件三〉

《中醫五大類音樂劑型初服者 33 曲》

（一）第 1 類肝劑七曲

1. 帕海貝爾《卡農》
2. 韋瓦第《第 6 號 a 小調小提琴協奏曲第一樂章》
3. 義大利民歌《啊！姑娘再見》
4. 皮耶佐拉《自由的探戈》
5. 貝多芬《第 8 號鋼琴奏鳴曲第三樂章》
6. 布拉姆斯《第 5 號匈牙利舞曲》
7. 蕭士塔高維奇《第 2 號圓舞曲》

（二）第 2 類心劑八曲

1. 韋瓦第《夏小提琴協奏曲第三樂章（暴風雨）》
2. 哈察都量《劍舞》
3. 比才《鬥牛士之歌》
4. 奧芬巴哈《天堂與地獄序曲》最精華段
5. 巴哈《第 7 號管弦組曲第七樂章》
6. 陳耀星《戰馬奔騰》
7. 羅西尼《威廉泰爾序曲》最精華段
8. 高沙可夫《大黃蜂》

（三）第 3 類脾劑七曲

1. 亞當《聖善夜》
2. 巴哈＋古諾《聖母頌》

3.莫札特《C 大調長笛與豎琴協奏曲第二樂章》

4.普契尼《親愛的父親》

5.舒伯特《聖母頌》

6.布拉姆斯《搖籃曲》

7.電影教會主調曲

（四）第 4 類肺劑六曲

1.莫札特《悲苦的日子》

2.安德魯韋伯《盼你仍在我身邊》

3.約翰威廉斯——電影《辛德勒的名單》主題曲

4.羅德利果《阿蘭輝茲協奏曲第二樂章》

5.埃尼歐莫里康《你的愛》

6.巴伯《弦樂慢板》

（五）第 5 類腎劑五曲

1.貝多芬《月光》

2.聖桑《天鵝》

3.舒伯特《小夜曲》

4.馮威廉斯《綠袖子幻想曲》

5.馬斯奈《泰伊斯瞑想曲》

〈附件四〉

〈/〉

鋼琴協奏曲精選輯

1. 莫札特-第20號第一樂章

2. 貝多芬-第5號第三樂章

3. 孟德爾頌-第1號第一樂章

4. 蕭邦-第2號第三樂章

5. 拉赫曼尼諾夫-第3號第三樂章

6. 蓋希文-F大調第三樂章

7. 蕭士塔高維奇-第2號第一樂章

〈附件五〉

該諧曲 輪旋曲 幽默曲
嬉遊曲 變奏曲 再精選（二）

1. 莫札特-A大調鋼琴輪旋曲
2. 塔替尼-主題變奏曲
3. 莫札特-郵號小夜曲第四樂章
4. 德弗乍克-第5號幽默曲
5. 蕭邦-第2號該諧曲
6. 羅塞堤-巴松管降B大調協奏曲
   第三樂章
7. 德弗乍克-E大調小夜曲第二樂章
8. 舒曼-C大調觸技曲
9. 莫札特-小小的晚間音樂第一樂章
10. 莫札特-夜晚小夜曲第一樂章
11. 孟德爾頌-該諧曲
12. 布拉姆斯-該諧曲
13-21. 孟德爾頌-協奏曲風變奏曲

〈附件六〉

奏鳴曲最精選（二）

1. 莫札特－D大調雙鋼琴第一樂章
2. 貝多芬－第8號鋼琴第三樂章
3. 貝多芬－第9號小提琴第一樂章
4. 佛瑞－A大調小提琴第四樂章
5. 聖桑－c小調大提琴第三樂章
6. 莫札特－第8號鋼琴第三樂章
7. 貝多芬－第14號鋼琴第三樂章
8. 莫札特－降B大調小提琴第三樂章
9. 聖桑－第1號小提琴第四樂章
10. 舒伯特－a小調大提琴第三樂章
11. 蕭邦－第3號鋼琴第四樂章
12. 貝多芬－第16號鋼琴第一樂章

〈附件七〉

中醫的音樂處方套餐之1（重奏曲）

1. 柴可夫斯基：佛羅倫斯的回憶第三樂章
2. 波林：大提琴與爵士鋼琴三重奏第三樂章
3. 莫札特：第2號前奏曲與賦格第二樂章
4. 舒曼：降E大調鋼琴五重奏第四樂章
5. 德弗札克：第12號四重奏第四樂章
6. 聖桑：第1號d 小調鋼琴二重奏
7. 布拉姆斯：第1號c 小調四重奏第四樂章
8. 海頓：第5號D大調四重奏第四樂章
9. 海頓：G大調鋼琴三重奏第三樂章
10. 克羅墨：降E大調八重奏第一樂章
11. 舒伯特：第9 號g 小調四重奏第四樂章
12. 貝多芬：第7號降B大調三重奏第四樂章
13. 波林：大提琴與爵士鋼琴三重奏第六樂章

〈附件八〉

中醫的音樂處方套餐之5(管弦曲)
1. 馮威廉斯：英國民謠組曲第一曲
2. 貝多芬：
   D大調小提琴協奏曲第三樂章
3. 蕭士塔高維奇：第2號組曲第二曲
4. 孟德爾頌：第5號交響曲第四樂章
5. 老約翰史特勞斯：賴雷基進行曲
6. 西貝流士：春之歌
7. 韋瓦第：夏小提琴協奏曲第三樂章
8. 莫札特：第20號鋼琴協奏曲第一樂章
9. 哈察都量：假面舞會第五曲
10. 柴可夫斯基：1812序曲
11. 蘇利文：大提琴協奏曲第三樂章

〈附件九〉

中醫的音樂處方套餐(八)

1. 柴可夫斯基-花之圓舞曲
2. 聖桑-第1號二重奏
3. 布拉姆斯-第1號小夜曲第一樂章
4. 拉赫曼尼諾夫-第4號樂興之時
5. 舒伯特-第4號即興曲
6. 聖桑-第3號交響曲第四樂章
7. 貝多芬-g 小調大提琴奏鳴曲
   第二樂章
8. 蕭邦-第2號鋼琴協奏曲第一樂章
9. 克羅墨-降E大調八重奏第四樂章

中醫肝臟的生理與心理功能（肝源性）			
肝在身（形）方面所屬的功能範圍			肝在心（神）方面所屬的功能範圍
臟腑法	路線法	時間法	(1)藏魂 (2)疏泄(鬱與悲同類) (3)主驚(驚與恐同類) (4)主怒 (5)剛臟 (6)謀慮 (7)決斷
肝臟 ─ 共體一膽(1) 　　　　身心一體 　　　　(心神方面功能) 連體 　　　　　　　　眼睛(2) 　　　　　　　　頭髮(3) 　　　內外一體 ─ 右肋(4) 　　　　　　　　筋爪(5) 　　　　　　　　藏血(6)	膽經路線＋ 肝經路線 (1)頭區 (2)耳喉區 (3)乳區 (4)肋區 (5)陰部區 (6)其他人體側面區(如後頸、肩區等)	膽經路線＋ 肝經路線 (1)膽經流注時間─子時 (2)肝經流注時間─丑時 (3)合之，半夜11時至凌晨3時為膽肝二經流注時間	

〈附件十一〉

肝 源 性 症 候 群		
形病(身體症狀)		神病(精神症狀)
①頭區症情 ②髮區症情 ③眼睛症情 ④耳喉症群 ⑤胸乳症情 ⑥肋腹症情	⑦陰區症情 ⑧筋爪症情 ⑨惡風症情 ⑩血液症情 ⑪側面症情 ⑫時間症情	①一般症狀 ②陰性症狀 ③陽性症狀 ④混合症狀

〈附件十二〉

貳、多年來投入精神心理領域的痕跡

1、1998 年 1 月 18 日：《中醫心理養生學與陰性人格之心理治療》
　　　　　　　　　　　　　　（八十七年高雄地區中醫藥學術暨臨牀病例
　　　　　　　　　　　　　　研討會）

2、1998 年 12 月 31 日：《中醫醫源性心理障礙舉偶》（高雄中醫藥雜
　　　　　　　　　　　　誌第七卷第四期

3、1999 年 3 月 31 日：《中醫心理養生學簡述》（高雄中醫藥雜誌第
　　　　　　　　　　　　八卷第一期）

4、1999 年 6 月 30 日：《中醫的身心一體觀》（高雄中醫藥雜誌第八卷
　　　　　　　　　　　　第二期）

5、2000 年 8 月 6 日：《由勞倦患者擬定中醫的看診模式》（八十九年
　　　　　　　　　　　度中醫藥學術暨臨牀病例研討會）

6、2000 年 9 月 25 日：《中醫的七情內傷五臟之四一疾病發生的過程
　　　　　　　　　　　　》(新醫藥週刊第 1831 期)

7、2001 年 9 月 2 日：《躁鬱症與中醫的癲狂》（九十年度中醫藥學術
　　　　　　　　　　　暨臨牀病例研討會）

8、2001 年 11 月 5 日：《中醫的七情內傷五臟是如何發生》（新醫藥週
　　　　　　　　　　　　刊第 1889 期）

9、2002 年 9 月 1 日：《季節節日與精神心理疾病的相關性》（九十一
　　　　　　　　　　　年度中醫藥學術暨臨牀病例研討會）

10、2003 年 8 月 3 日：《由壓力引發中醫的肝源性症候群》（九十二年
　　　　　　　　　　　　度中醫藥學術暨臨牀病例研討會）

11、2004 年 10 月 31 日：《中醫對陰性人格婦女的關懷與處方》（九十
　　　　　　　　　　　　三年度中醫藥學術暨臨牀病例研討會）

〈附件十三〉

《中醫心理養生學》幫忙精神心理疾患的三個著眼點

張原福 醫師著

高雄市中醫師公會 常務理事

壹、前言

　　由於①中醫臨牀常見精神心理疾患、②中醫教科書多偏重於生理疾患的著墨、③一般中醫藥學術暨病例研討會或報章發表也多以生理疾患的討論為主，投入中醫臨牀至今二十年，深有兩點感觸。其一，最能保障病患的診斷方式，不在脉診而是問診；其二，精神心理疾患的療治，應是中醫可以再增強的領域。

　　是以，臨牀見有精神心理疾患來診，花一二十分鐘或半小時以上的對談是常有的景象。來診的問題，有共通點有相異點，與之對談均以《中醫心理養生學》的內容為其架構。縱使失敗的個案有之（如來診一兩次即不見蹤影），多數因①完美人格②身心創傷③無知等引發的無形壓力，在「知─導─治」的認知對談後，均有改善的成績。

　　這是本次題目，定為「《中醫心理養生學》幫忙精神心理疾患的三個著眼點」的動機。這也是本次研討會，特別邀請陳泯東醫師與柯俊銘心理師的目的。

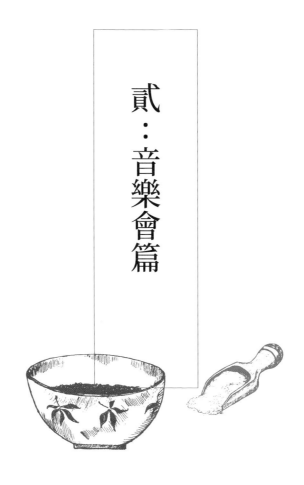

貳：音樂會篇

一群喜好古典音樂的好友們，合成「1223 俱樂部」群組。茲以 27 次的音樂會，介紹中醫的五大音樂劑型，分享大家：

　　（1）第 1 類音樂劑型（第 1 至第 9 次音樂會，第 10 次音樂會綜合 五大類劑型）。

　　（2）第 2 類音樂劑型（第 11 至第 15 次音樂會）。

　　（3）第 3 類音樂劑型（第 16 至第 20 次音樂會）。

　　（4）第 4 類音樂劑型（第 21 至第 24 次音樂會）。

　　（5）第 5 類音樂劑型（第 25 至第 26 次音樂會）。

　　（6）第 27 次的音樂會，作總結進入第參篇的「樂曲自編篇」。

一、第 1 次至第 9 次音樂會→討論第 1 類音樂劑型

<第 1 次音樂會>

福鎮、韻文、慕蘭與「1223 俱樂部」的好友們，能夠齊聚一起，浸淫在古典音樂世界裡，一樂也。期大家總在分泌「快樂荷爾蒙＝腦啡＋血清素＋大麻素＋多巴胺＋催產素」的同時，亦能享有抗老化的感覺。

以下 5 首樂曲，對悶悶不樂，或低血壓、心情不開的「晨起無神」有幫助，好友們覺得不錯，亦可提供親友聆聽：

1.帕海貝爾《卡農》

2.韋瓦第《第 6 號 a 小調小提琴協奏曲第一樂章》

3.義大利民歌《啊！姑娘再見》（Bello Ciao）

4.皮耶佐拉《自由的探戈》

5.蕭士塔高維奇《第 2 號圓舞曲》

附註：

聽完這5首「旋律均整＋五分鐘內劑量」的曲目，可感受中醫「通治七情——第 1 類肝劑」的快樂氛圍。「生活音樂化，情緒調節器」，一直是臨床推廣與應用中醫五大類劑型的目標。若患者與民眾，能由此進而讓生活，始終能保持著「平靜＋安定＋快樂＋滿足」，則屬個人所盼。

如第 1 次至第 9 次音樂會，討論的中醫第 1 類肝劑曲目。針對臨床很常見「肝鬱＝悶悶不樂＋心情不開＋無神乏力」的病例，能瞬間改善負面情緒。長期輪流聆聽，可當生活的正向「情緒調節器」。

<第 2 次音樂會>

世玉學姐，早安，好久不見囉！

第 1 次音樂會，我們聽過 5 首「旋律均整＋5 分鐘內劑量」的曲目。

今俱樂部的第 2 次音樂會，續來下列 8 首，但第 2-4-6-8 首稍長些。其中，「風景音樂化」的史梅塔納《莫爾道河》，被譽之「捷克第二國歌」。a 山水中，常見有「自然層疊美」的景色；b 人文中，亦屢瞧「建築層疊美」的鏡頭；c《莫爾道河》，則呈現「音樂層疊美」的氛圍（水波層疊美＋ 慢快慢轉折層疊美）。

第 1 首葛利格的《清晨》與第 2 首西貝流士的《春之歌》，「晨＋春」是中醫第 1 類音樂劑型的主幹元素：

1. 葛利格《清晨》
2. 西貝流士《春之歌》
3. 貝多芬《第 8 號鋼琴奏鳴曲第三樂章》
4. 史梅塔納《莫爾道河》
5. 希臘民歌《希臘佐巴》（Zobar The Greek）
6. 黑暗騎士主題曲《黑暗騎士》
7. 法屬波利尼西亞民歌《大溪地頌歌》（La Ora 'O Tahiti Nue）
8. Two Steps From Hell 原創音樂《勝利》

附註：

中醫第 1 類音樂劑型（肝劑），給聆聽者帶來快樂、愉悅、歡欣、鼓舞等感受。可從「速度＋標題＋情境」三個方向，尋找第 1 類劑型的曲目。

（1）速度——凡「稍快板＋快板」、或混板以此速度為主的曲目，皆屬第 1 類音樂劑型。由此可知，第 1 類的快樂劑亦有「淺深＋

強弱」的區別。

　　如第 1 次音樂會曲目，由淺入深、由弱而強的感受＝第 2 號圓舞曲
→第 6 號 a 小調小提琴協奏曲第一樂章→啊！姑娘再見。

　　（2）標題——凡有「春＋晨＋木」等標題者，皆屬第 1 類劑型曲
目，如此次音樂會的《清晨》與《春之歌》。

　　（3）情境——凡屬快樂、喜悅、歡欣、愉快的情境，皆屬第 1 類
音樂劑型，如此次音樂會的各國民歌與電影配樂。

<第 3 次音樂會>

（一）趁週末週日，我們來舉辦第 3 次音樂會。由俱樂部累積這 3 次音樂會的曲目，亦可藉此延伸數個話題：

1. 教育上的貝多芬＋醫療上的貝多芬＋音樂層疊美的貝多芬→在「第 4 次音樂會」討論（音樂層疊美）
2. 如弘一法師「悲欣交集」的吉普賽風格曲目→在「第 5 次音樂會」討論（狂想曲）
3. 中醫第 1 類音樂劑型的元素，順以中醫界「仁慈的英豪—許仁豪醫師」為例→在「第 6 次音樂會」討論（通治七情的快樂處方）
4. 退休族與銀髮族更須善用手機之賜，聆聽古典音樂，可得全方位刺激腦部以預防老化如認知、失智等→在「第 7 次音樂會」討論（音樂的藥理效益）
5. 全球患有「音樂快感缺乏症者」少之又少，但亦須避免「重複抑制」引發音樂快感與共鳴感降低的現象→在「第 8 次音樂會」討論（避免重複抑制）
6. 可將自己喜愛的曲目廣搜後，進行自編→在「第 9 次音樂會」討論（自己混編喜愛的曲目）

（二）俱樂部第 3 次音樂會的曲目如下，第 7 首壓軸的《神鬼奇航主題曲》，是「訓祥學長＋世玉學姐」寶貝女兒，在義大皇冠飯店舉辦婚宴的播放曲：

1. 布拉姆斯《第 5 號匈牙利舞曲》
2. 義大利民歌《藍精靈》（Bubamara）
3. 雷神索爾主題曲《黑暗世界》
4. 巴西民歌《雀鳥》（Tico Tico No Fuba'）
5. 漢斯季默——達文西密碼主題曲

6.麥克斯李斯特《十一月》

7.漢斯季默——神鬼奇航主題曲

附註：

　　廣搜自己喜愛的曲目，進行自編，可讓自己躍升為「劑型的醫者」。廣搜的方向，如本次音樂會的各國各地民歌與電影配樂外，國樂或群組交流屬於第 1 類劑型曲目者皆可。

<第 4 次音樂會>

今俱樂部的第 4 次音樂會，我們來討論「教育上＋醫療上＋音樂層疊美」的貝多芬。

（一）教育上的貝多芬——創新

在我們的第 2-3 次音樂會，列有《黑暗騎士》、《雷神索爾》、《達文西密碼》、《神鬼奇航》與 Two Steps From Hell 的原創曲《勝利》共 5首電影主題曲。這些主題曲的共同特點，在善用「人聲＋敲擊樂器」，讓樂曲效果更豐富更震撼，最明顯的曲目如第 2 次音樂會的《勝利》。

這些綜合「人聲＋敲擊樂器」的樂曲，實者應都可說是歷經近 200 年以來貝多芬的徒子徒孫。1824 年（54 歲），貝多芬全數完成影響後世最偉大的「九大——9 首交響曲」，當中的《第 9 號交響曲》最屬石破天驚。集合「人聲＋敲擊樂器」的第 9 號，從此帶動整片古典音樂交響曲的創新潮，影響至今。

不管貝多芬的右腦前額葉有多發達，若站在教育立場最具討論意義者，應屬貝多芬的創新能力。

（二）醫療上的貝多芬——自我療癒

被譽之「樂聖」的貝多芬（57 歲=1770-1827），22 歲往維也納發展之前，每日面對暴戾易怒的父親，此其一；25-26 歲，聽力開始出現問題，此其二；31-32 歲，在創作第 2 號交響曲時，聽力漸失，此其三；在維也納發展，一直深受社會的誤解甚至排斥，此其四。

身心受創最嚴重，當屬職業器官——聽力漸失。32 歲在維也納北郊，維也納森林裡的海利根斯塔德養病時，寫下遺書。曾想自殺的貝多芬，竟轉念投入最愛的音樂創作。最後戰勝死神，至今成為人人仿效的樂聖。

站在醫療立場，貝多芬可謂是中醫所謂「療尤不若先自療」（自我療癒）的最佳代表。聽力全失，竟能用「心音」譜成《第 9 號交響曲》，如影片 1 所示，貝多芬在指揮該曲前的豪言「音樂將不同於往日了」。

（三）音樂層疊美的貝多芬

　　「音樂層疊美」，如山水中的「自然層疊美」與人文中的「建築層疊美」一樣。讓人感覺較豐富、較多元、較有層次感，如我們已聆聽「第1 次音樂會的《卡農》＋第 2 次音樂會的《莫爾道河》」。

　　貝多芬的《第 9 號交響曲第一樂章》，曾被網路票選為「快樂指數滿分」的曲目，亦屬旋律層疊美的代表曲目。但貝多芬在 1824 年，集合「人聲＋敲擊樂器」特點，影響後世無限的《第 9 號交響曲》，其前身卻是在 1808 年創作的《C 小調合唱幻想曲》，整首聽完「音樂層疊美」更加明顯。

　　如拙文摘段（附件），「音樂層疊美」有數類的表現。下列例曲中，結合貝多芬電影的《第 9 號交響曲各樂章片段》共五首，作為我們俱樂部第 4 次音樂會的曲目：

（1）貝多芬電影的《第 9 號交響曲各樂章片段》
　　　——啟動後世交響曲，如電影主題曲的「人聲＋敲擊樂器」。

（2）莫札特的《第 2 號前奏曲與賦格第二樂章》
　　　——如同《卡農》，運用對位法的重奏層疊美（三重奏＝大中小提琴各一）。

（3）孟德爾頌的《芬加洞窟序曲》
　　　——如《莫爾道河》的水波層疊美，前者是大西洋海波、後者是莫爾道 河波，可以想像層疊海浪衝向玄武岩石柱的芬加爾洞窟。

（4）貝多芬的《C 小調合唱幻想曲》

——是《第9號交響曲》的前身，如拙文摘段所示，以長達約20分鐘的多元變化，呈現音樂層疊美。

（5）貝多芬的《第9號交響曲第一樂章》

　　——未有上者的多元變化，但旋律層疊美滿分（網路票選快樂指數滿分）。

附註：

　　1.孟德爾頌的《芬加爾洞窟序曲》，是演講時最常舉例「風景音樂化」的代表曲目。蘇格蘭斯塔法島的芬加爾洞窟，也因孟德爾頌在1830年發表此曲後，成為歐洲的旅遊勝地。整片直立玄武岩柱的地質景觀，配合海岸蝕洞的色彩變幻，像極澎湖的藍洞。

　　2.如拙文摘段所示，尚有多首音樂層疊美的曲目。因第4次音樂會舉例的多屬大曲，餘曲以後我們擇時再聽。

<第 4 次音樂會的附件>

音樂層疊美

「慢—行—中—快—急」混板的第 1-2-5 類劑型曲目，尤屬最迷人的「音樂層疊美」：

（1）海波水波的音樂層疊美，如史梅塔納的《莫爾道河》、孟德爾頌的《芬加爾洞窟序曲》、拉赫曼尼諾夫的《無息之島》（原為《The Isal of the Dead》，為避諱且整首美得讓人窒息，譯為《無息之島》）。

（2）「獨奏—管弦樂—合唱的輪用」＋「大段融合小段」＋「快慢—強弱—樂器—樂團—協奏—變奏的輪用」等呈現的音樂層疊美，如貝多芬的《c 小調合唱幻想曲》、安奈斯可的《第 1 號羅馬尼亞狂想曲》。

（3）運用「對位法」呈現的音樂層疊美，如莫札特的《第 2 號前奏曲與賦格第二樂章》、帕海貝爾的《卡農》。

（4）運用不同樂器輪奏呈現的音樂層疊美，如拉威爾的《波麗露舞曲》。

（5）運用輪旋或變奏的方式，呈現音樂層疊美，如莫札特的《D 大調鋼琴輪旋曲》、布拉姆斯的《d 小調變奏曲》。

<第 5 次音樂會>

　　俱樂部第 5 次的音樂會，是由第 3 次音樂會的《第 5 號匈牙利舞曲》，引伸到以吉普賽旋律基因爲架構的狂想曲。

　　（一）弘一法師以「悲欣交集」四字的墨寶，綜觀其一生。這有如大衛的兒子，所羅門王在近 3000 年前，曾說過「太陽底下的事情都是一樣的」（所羅門王在位於 2970-2931 年前、卽 BC970-BC931，耶路撒冷第一聖殿的建造者）。

　　布拉姆斯於 1869 年，出版 21 首合成的「匈牙利舞曲集」，我們第 3 次音樂會的第 1 首《第 5 號匈牙利舞曲》，是其最出色、許多人聽後愛不釋手的一首。該首呈現出，早已滲入吉普賽基因風格的匈牙利舞曲（民歌）=「前段—慢板悲傷→後段—快板暢活」。今第 5 次音樂會的第 1 首——蒙悌的《查爾達斯》、第 2 首——薩拉沙泰的《流浪者之歌》（亦稱《吉普賽之歌》、《流浪者狂想曲》），這兩首吉普賽基因風格濃厚的旋律，最足以明顯對照弘一法師的「悲欣交集」。

　　（二）世居古印度「拉賈斯坦=南亞＋中亞＋西亞」交匯地帶的吉普賽人，因戰亂頻繁，5 世紀、十世紀兩次往西大遷徙。a 約西元 1200-1300 年已至保加利亞、羅馬尼亞、希臘、義大利→b 約1350 年已至匈牙利、塞爾維亞、克羅埃西亞→c 逐漸遍布整個歐洲→d 目前全球約 1300 萬的吉普賽人，流浪至今仍在流浪中（不想回印度也不想建國，如下附註）。

　　古典音樂家從古典樂派時期的海頓開始，直至浪漫樂派的布拉姆斯，經常採用「吉普賽音樂的基因」從事創作。但當時都誤以爲是匈牙利的民歌民謠，可見當時的吉普賽音樂風格已深耕在歐洲民間，尤其在匈牙利。上談布拉姆斯在 1869 年出版「21 首匈牙利舞曲集」是一例，但最早是 1853 年李斯特的「匈牙利狂想曲集」（李斯特分 1853-1882-1885 年三個時段，共完成 19 首《匈牙利狂想曲》）。

吉普賽音樂的「基因=慢板悲傷的拉蘇 Lassu→快板暢活的富利斯卡Frisca」，即吉普賽旋律＝慢快＋悲喜＋感情豐富＋自由快暢。古典音樂的幻想曲、隨想曲與狂想曲，均具有自由自在、不受拘束的特質，尤其狂想曲，更能表達吉普賽流浪行空、豪放不羈的天性。

茲俱樂部的第 5 次音樂會，就以下列 6 首狂想曲呈現。《第 2 號匈牙利狂想曲》是李斯特最有名的一首，因首首偏於大曲，就以《森林狂想曲》緩衝其中：

1.蒙悌《查爾達斯》
2.薩拉沙泰《流浪者之歌》
3.李斯特《第 2 號匈牙利狂想曲》
4.吳金黛等《森林狂想曲》
5.阿爾芬《瑞典第 1 號狂想曲》
6.安奈斯可《羅馬尼亞第 1 號狂想曲》

附註：

（一）2019年開始肆虐全球的新冠病毒疫情，讓人想起1348年在義大利南部上岸的黑死病疫情，開始漫延歐洲。吉普賽人竟被誣陷為帶病上岸者，到處被打被害。隨後，隨時隨地被害被殺的理由，竟是「吉普賽對人類無貢獻」。

但如上所述，古來許多音樂家的作品，早已應用吉普賽的「基因風格＝a 慢板拉蘇→快板富利斯卡＋b 旋律即興—感情豐富＋c 大小調轉換」。且吉普賽風格音樂，早已迷漫在當時的歐洲皇室、民間，後來的沙龍、夜總會等。如到西班牙格瑞那達，必看的佛朗明哥舞蹈，即源之吉普賽風格；而匈牙利的民間舞曲，被吉普賽樂曲紮根最深，更讓當時多數的音樂家誤以為是「匈牙利民間的音樂寶庫」，也讓「狂想曲開創者——李斯特」誤以為在發揚「國民樂派音樂」。

雖經多國的幫忙，唯在全球 1300 萬的吉普賽人，不想回印度、也不願建國，至今或有屋住，多數仍唱著如薩拉沙泰的《流浪者之

歌》。

（二）被英國人稱之為「歐洲文明之母」的義大利，於近 200 年（1096-1291）的十字軍東征後，在佛羅倫斯開始啟動文藝復興。原西羅馬帝國於 476 年被蠻族哥德人滅後，歐洲 800 年的黑暗世界（6-14 世紀），可望文藝復興的運動出現曙光。

唯因1348年的鼠疫在義大利上岸，許多「文明四柱＝繪畫＋建築＋雕塑＋音樂」的巨擘或追隨者病亡，讓文藝復興運動被斷層約50年。這有如2019年開始的新冠疫情，至今地球村的經濟、文化活動等，多數停擺一樣。

烏俄戰爭，可知人類永遠是部人間對立的戰爭史；鼠疫、新冠疫情等，亦知人類是部永遠須與細菌病毒的戰鬥史。這是否意味近 3000 年前，如所羅門王所言「太陽底下的事情都是一樣的」。

<第 6 次音樂會>

　　窮其一生，我們或無法將全數的古典樂曲，納屬耳中。唯依中醫的核心概念，可將喜好的全屬曲目，歸爲五大類的音樂劑型。

　　今第 6 次音樂會，我們就來討論「中醫的第 1 類音樂劑型」。

一、元素——快樂處方

　　（一）中醫元素

　　＝「肝＋木＋春＋晨＋年少」

　　（二）現代元素

　　1 速度＝「稍快板＋快板＋以稍快板、快板爲主的混板曲目」。

　　2 標題＝以「春、晨、木、樹、林」等爲標題的曲目。

　　3 情境＝以「快樂、愉悅、歡欣」爲主的音樂情境（如歌劇或電影等）。

　　（三）意卽，中醫第 1 類音樂劑型的代名詞就是「快樂」。聆聽第 1 類音樂，在分泌「快樂荷爾蒙＝腦啡＋血淸素＋多巴胺＋催產素＋大麻素」的同時，「腦中樞—三調控系統」這軸線的功能（三調控系統＝自律神經＋免疫＋內分泌系統），會更趨強化與穩定。

二、常例曲目

　　（一）如文中第 1 類音樂劑型共 27 首常例的曲目。我們在第 1-2-3 共三次音樂會的舉例曲目，也都在此範圍。

　　（二）在第 2 次音樂會，曾聊到葛利格的《淸晨》與西貝流士的《春之歌》，「1 天的早晨＋1 年的春天」是中醫第 1 類音樂劑型的主幹元素。今俱樂部的第 6 次音樂會，就以下列多首春天的曲目當爲主題。

　　（三）另自然界的「木」，亦屬中醫第 1 類音樂劑型的主幹元素。

以中醫觀點，第 1 類音樂劑型是中醫的「肝劑—快樂總匯」。中醫有言：肝臟「主疏泄、喜條達」，即屬「=開朗—快樂—紓發—快暢」之謂。

適西方的木星，如中醫的肝劑——第 1 類音樂劑型，意謂「快樂之星、歡樂使者」，即常例之第 12 曲——霍爾斯特的《木星》。常例之第 11 曲——雷史匹基的《羅馬之松第四樂章》，松=木，同屬第 1 類音樂劑型的曲目。每逢舉例霍爾斯特的《木星》與雷史匹基的《羅馬之松第四樂章》，由然會出現中醫界「仁慈的英豪——許仁豪醫師」。與仁豪院長相識近 50 年，尤其同在高雄市中醫界至今逾 30 年，總覺可敬可愛的仁豪院長，如「木星身分—快樂使者」般、更如「羅馬之松第四樂章=前段溫潤仁厚＋後段英豪氣魄」。仁厚厲害的仁豪院長，總得來醫界與患者間的敬重景仰。

三、臨床應用

（一）中醫的第 1 類音樂劑型曲目，是中醫的快樂劑。由於媒體的廣告或報導，致使治療「肝鬱」的加味逍遙散，始終維持中醫用藥量的鰲頭。中醫的第 1 類音樂劑型，就是治療肝鬱的首選曲目。

（二）如工作壓力的林經理（拼業績）、如家庭壓力的蔡女士（兒子功課不理想）、如比較性壓力的洪小姐（表姐妹之間的比較），同樣出現有「肝鬱—鬱悶不樂、無神乏力、退怯、易受驚嚇」的精神情緒症群。都在使用下列的三組肝劑曲目後，肝鬱症狀漸已改善（a 可 1 天分三個時段輪流或混合聆聽→b 或出現鬱悶不樂時三組曲目一起應用→c 或將三組縮成最喜愛的一組聆聽）。

A 組：

1.帕海貝爾《卡農》

2.皮耶佐拉《自由的探戈》

3.義大利民歌《Bella Ciao》（啊！姑娘再見）

4.蒙悌《查爾達斯》

5.蕭士塔高維奇《第 2 號圓舞曲》

B 組：

1.義大利民歌《Bubamara》（藍精靈）

2.希臘民歌《Zorba The Greek》（希臘佐巴）

3. 巴西民歌《Tico Tico no Fuba》（雀鳥）

4.委內瑞拉民歌《Cavaliers Viejo》（卡巴洛維耶荷）

5.法屬玻利尼西亞《Ia Ora's Tahiti Nue》（大溪地頌歌）

C 組：

1.漢斯季默《黑暗騎士主題曲》

2.漢斯季默《達文西密碼主題曲》

3.韋瓦第《b 小調四小提琴協奏曲》

4.麥克斯李斯特《十一月》

5.派屈克道爾《雷神索爾黑暗世界》

6.Two Steps From Hell 原創曲《勝利》

7. 史梅塔納《莫爾道河》

8.漢斯季默《神鬼奇航主題曲》

四、主題曲目

茲以下列六首中醫第 1 類音樂劑型的「主幹元素一春＋木」，當為我們俱樂部第 6 次音樂會的主題曲目：

1.孟德爾頌《春之歌》

2.霍爾斯特《木星》

3.韋瓦第《春小提琴協奏曲第一樂章》

4.小約翰史特勞斯《春之圓舞曲》

5.貝多芬《春第 5 號小提琴奏鳴曲第四樂章》

6.雷史匹基《羅馬之松第四樂章》

附註：

　　為讓「1223 俱樂部」的好友們，能一窺中醫第 1 類音樂劑型的全貌。茲將與畢業於紐約哥倫比亞大學女兒，合著的《三梯式入門的中醫音樂治療學》，早先所述「中醫第1類音樂處方」的原稿給大家參考（如附件）。

<第 6 次音樂會的附件>

《中醫的第 1 類音樂處方》張原福、張逸芃合著

一、概念

　　中醫的第 1 類音樂劑型，屬於肝臟的音樂。中醫的肝臟包含（1）自然的春天（一年之春）、早晨（一日之晨）、木（五行之木）；（2）人爲的年輕（一生之中的少年）；（3）「肝主魂」，精神的魂；（4）總含情緒的七情。中醫的七情，肝臟原已包含怒思憂悲恐驚六情。中醫肝臟的本質「主疏泄，喜條達」（快樂舒暢之謂），此又與「心主喜」重疊。是而，中醫肝臟總合情緒的七情，肝劑是通治七情的快樂處方。

二、元素

（一）春天

　　春天來臨，樹苗葉長，百花盛開，百鳥競鳴，流水潺潺，草綠茂茂，鳥蝶追逐，此卽中醫第 1 類音樂處方的元素之一。春天音樂的旋律主調，表現出成長、生氣、蓬勃、春雷春曉、輕歌飛舞、欣喜舒暢的流露。如

（1）韋瓦第的四季協奏曲《春》第一樂章 3'08
（2）達凱盈的《杜鵑》2'06
（3）孟德爾頌的《春之歌》2'08
（4）舒曼的《春》交響曲第一樂章 11'18
（5）史梅塔納的《莫爾道河》11'55
（6）小約翰史特勞斯的《春聲》6'02
（7）郭德馬克的《春天》9'36
（8）葛利格的《晚春》4'43
（9）柴可夫斯基的《二月嘉年華》2'54

（10）德布西的《春之輪旋曲》8'09

（11）西貝流士的《春之歌》7'48

（12）戴流士的《孟春初聞杜鵑啼》5'00

（13）馮威廉斯的《雲雀飛揚》13'32

（14）柯普蘭的《阿帕拉契的春天》3'28

（15）安德生的《初春》2'48

（16）馬水龍的《綁笛協奏曲》20'40

（17）史特拉文斯基的《春之祭》第 2 曲 3'29、第 3 曲 1'23、第 4 曲3'54

（二）清晨＋年少

大地初醒、清晨破曉、日出光明，漸之光輝燦爛，一日之清晨猶如一生之年少，精神飽滿、活潑開朗、快樂不識愁滋味。這些也是中醫第一類音樂處方的元素，如

（1）葛利格的《清晨》4'16

（2）馬勒的第 1 號交響曲第一樂章 16'49

（3）理查史特勞斯的《查拉圖史特拉如是說》第一曲 1'40

（4）葛雷夫的《日出》6'29（《大峽谷組曲第一樂章》）

（5）布列頓的《週日早晨》3'44（《四海插曲》第二樂章）

（三）木、林

樹木的成長、枝葉茂盛、挺拔秀麗，也是中醫第一類音樂處方的元素，如雷史匹基的《羅馬之松第四樂章 5'17》、拜克斯的《名松的故事 16'33）。另行星之中的木星，被稱爲「快樂之星」，英國作曲家霍爾斯特的《行星組曲》中的第四曲《木星 8'00》，亦表現其快樂、歡愉的旋律。

（四）快板的陽樂

中醫肝臟的本質是「喜條達」（快樂舒暢），而肝臟所屬的「春天、早晨、年少」都屬於陽性。也因此，以中醫核心概念的「陰陽二分法」，中醫肝臟的音樂、春的音樂，都屬快樂、歡欣、活潑開朗、

舒暢愉悅的陽性音樂，凡稍快板（Allegretto)與快板(Allegro)的樂曲
皆可屬之。

如交響曲類：

（1）布拉姆斯的第 1 號交響曲第一樂章 13'15

（2）比才的 C 大調交響曲第一樂章 10'25

（3）高沙可夫的第 1 號交響曲第一樂章 8'59

（4）拉赫曼尼諾夫的第 2 號交響曲第二樂章 9'43

（5）艾伍士的第 1 號交響曲第一樂章 11'28

協奏曲類：

（6）莫扎特的第 20 號鋼琴協奏曲第一樂章 15'09

（7）蕭士塔高維契的第 2 號鋼琴協奏曲第一樂章 7'00

（8）貝多芬的 D 大調小提琴協奏曲第三樂章 10'13

（9）哈查都量的 d 小調小提琴協奏曲第一樂章 14'08

（10）海頓的第 1 號大提琴協奏曲第三樂章 6'27

（11）華爾頓的大提琴協奏曲第二樂章 6'43

舞曲類：

（12）布拉姆斯的第 5 類匈牙利舞曲 2'39

（13）德弗乍克的第 10 號斯拉夫舞曲 7'07

（14）巴哈的第 1 號弦樂組曲第一樂章 6'29

（15）阿爾班尼士的西班牙組曲第五樂章 5'59

奏鳴曲類：

（16）蕭邦的第 3 號鋼琴奏鳴曲第一樂章 8'55

（17）法朗克的 A 大調小提琴奏鳴曲第四樂章 6'26

（18）拉赫曼尼諾夫的大提琴奏鳴曲第一樂章 13'09

其他類：

（19）多數的序曲、圓舞曲、進行曲、詼諧曲、輪旋曲、幻想
　　　曲、隨想曲、狂想曲等皆屬之。

（20）多數的鋼琴類前奏曲、練習曲、敍事曲、即興曲、無言歌

等皆屬之（亦可爲混版第 5 類處方之用）。

（五）混板的陽樂

（a）古典音樂從 1600 年至巴哈逝世（1685-1750）謂之「巴洛克樂派」（1600-1750）；（b）1750 年至貝多芬逝世（1770-1827），謂之「古典樂派」（1750-1827）；（c）1827-1900 年，進入「事件音樂化」、「風景音樂化」、「文學音樂化」、「美術音樂化」、「哲學音樂化」、「民族音樂化」等古典音樂發展最多元、最璀璨的時代，謂之「浪漫樂派」。簡言之，浪漫樂派就是作曲家「內心世界的音樂化」。爲表達內心世界的喜怒哀樂，一首樂曲，經常包含緩板、慢板、行板、中板、快板、急板諸情節的「混版音樂」，更是浪漫樂派的特色之一。若整首樂曲，稍快板、快板、急板的成分居重，此類「混板的陽性音樂」也屬中醫第 1 類音樂處方的元素之一。如

（1）柴可夫斯基的第 5 號交響曲第二樂章 11'53 與第四樂章 11'00

（2）德弗乍克的第 9 號交響曲第一樂章 9'24

（3）蕭士塔高維契的第 10 號交響曲第四樂章 13'57

（4）拉赫曼尼諾夫的第 2 號鋼琴協奏曲第三樂章 11'34

（5）普羅高菲夫的第 3 號鋼琴協奏曲第一樂章 9'45

（6）聖桑的第 3 號小提琴協奏曲第三樂章 10'55

（7）柴可夫斯基的 D 大調小提琴協奏曲第一樂章 18'38

（8）拉羅的 d 小調大提琴協奏曲第一樂章 13'11

（9）聖桑的第 1 號大提琴協奏曲第三樂章 7'33

（10）貝多芬的第 8 鋼琴奏鳴曲第一樂章 9'04

（11）布拉姆斯的第 1 號小提琴奏鳴曲第三樂章 8'32 與第 2 號小提琴奏鳴曲第二樂章 6'31

（12）普羅高菲夫的 C 大調大提琴奏鳴曲第一樂章

（六）小結第 1 類處方的元素如下：

（1）春天

（2）清晨＋年少

（3）木

（4）稍快板與快板的樂曲

（5）混板樂章「稍快板＋快板」成分多者

（6）凡快樂、愉悅、歡欣的曲目，皆屬中醫的第 1 類音樂劑型。

三、臨床應用

（一）一般人聽完第 1 類音樂劑型後，快樂感、舒適度增加。是而，任何人、任何時候皆可用來「音樂按摩」（音樂養生），順可作伴、排解無聊寂寞。也是醫者從事中醫音樂治療時，可用的首選曲目。

（二）患者運用步驟：鼓勵患者先聆聽自己喜歡的音樂→再分類中醫 的五大類音樂劑型→最後將第 1 類劑型曲目，建立在手機或輯成CD→工作、運動、在家、車上等隨時播放聆聽。

（三）醫者的應用意義：

中醫臨床所見，成人的壓力性病患與精神情緒疾患特多。

1. 壓力性病患，臨床甚至見有國中生、高中生。尤其高二生最多，且出現有不敢上學的個案。

2. 精神情緒疾患，精神官能症如憂鬱症、焦慮症、慮病症、恐慌症患者較多。重大精神病次之，如躁鬱症、思覺失調症患者。

3. 此外，以中醫「陰陽二分法」的陰性人格與陽性人格者，亦屬第 1 類音樂劑型的應用對象。尤其，如易憂鬱、易焦慮、易膽怯、易緊張緊繃等陰性人格者，更適合運用「快樂放鬆劑」的第 1 類音樂曲目調理。

意卽，以上患者應用中醫第 1 類音樂劑型，意義在 a 移轉或舒解不利於身心的負面情緒群、b 增加快樂感與提高生命的喜悅、c 減少或斷服正使用的精神科用藥。

<第 7 次音樂會>

退休族與銀髮族有的是玩樂時間，但也無時無刻面臨著「腦中樞＋三調控系統」，這條軸線健康的老化與壓力。

在演講《中醫的五大類音樂劑型與臨床應用》、或演講《三梯式入門的中醫音樂治療學》時，常述這段話：

「退休族與銀髮族，最應運用現代的手機之便，隨時隨地聆聽古典音樂。總讓自己的心情愉悅或移轉心境，長久累積的效應，更能抗老化， 如抗記憶老化、抗認知老化，隨之預防失智。因爲，古典音樂的效益架構，可全方位刺激大腦的五塊皮質區（知性腦＋藝術腦）、與皮質區下的感性腦。且在所有藝文治療的效益當中，音樂的速度是最直接也最快速」。

所謂的「莫札特效應」，就是聆聽《D 大調雙鋼琴奏鳴曲》後，刺激強化大腦額葉在推理、創造與空間的功能。如下第 1 曲的《D 大調雙鋼琴奏鳴曲第一樂章》，與第 8 曲的《D 大調雙鋼琴奏鳴曲第三樂章》。

我們俱樂部第 7 次音樂會的主題有二，「音樂效益的密碼＋莫札特效應的曲目與六首組曲」。以此「音樂的藥理作用」而言，可得二種效益：

（1）養生效益——可得身心的正向功能，即音樂按摩、音樂養生的功效。這也是中醫所謂的「上工治未病」，如分泌快樂荷爾蒙、活化腦神經元等，預防疾病（抗老化、抗失智等）。

（2）治療效益——對身心的疾患進行療治，如分泌快樂荷爾蒙、降低交感神經興奮、降低壓力荷爾蒙的分泌，對壓力性病患與精神情緒疾患的改善。又如增加腦中血流量、振奮腦中語言區與運動區功能，對中風後遺症的改善。

第 7 次音樂會的重點之一：「音樂效益的密碼」，如下

（一）音樂對腦中樞的效益（摘要）

1. 對壓力的紓緩與移轉

2.對老化腦神經元的活化與生長

3.對腦中血流量的增強

4.對大腦「皮質區—邊緣系統—間腦—小腦」全面性的刺激

5.分泌「快樂荷爾蒙=腦啡＋血清素＋多巴胺＋催產素」

6.分泌多巴胺→可預防帕金森氏症→可對抗「酒癮＋煙癮＋毒癮」

7.分泌乙醯膽鹼→可預防失智症

8.刺激強化前額葉皮質區→增強認知功能（認知老化是退休族常見）

9.刺激強化海馬迴→增強記憶功能（記憶老化是退休族常見）

10.振奮語言區與運動區→可預防退休族這二區老化（這也是音樂對 中風病患失去「語言功能＋運動功能」的幫助）

11.促進生長激素分泌→聆聽音樂可讓退休族更顯年輕有活力

12.提升 Alpha 波、降低貝他波→幫忙退休族→紓緩情緒壓力的衝擊

（二）自律神經系統（摘要）

1. 振奮副交感神經系統

2. 抑制交感神經過度興奮

（三）免疫系統（摘要）

1. 提升免疫球蛋白 A

2.增加「自然殺手細胞—T 細胞—B 細胞」等

3. 促進介白素分泌

（四）內分泌系統（摘要）

1. 降低腎上腺皮質激素

2.降低泌乳激素

3.升高助孕素

4.升高睪固酮

5.升高生長激素

6.預防胰島素阻抗

第 7 次音樂會的重點之二：莫札特效應曲目與六首組曲（第 1 類音樂劑型），如下

1.莫札特《D 大調雙鋼琴奏鳴曲第一樂章》

2.馮威廉斯《英國民謠組曲第二樂章》

3.西貝流士《卡蕾莉亞組曲第一樂章》

4.巴哈《第 2 號管弦組曲第七樂章》

5.巴哈《第 3 號管弦組曲第五樂章》

6.哈察都量《假面舞會組曲第一樂章》

7.柴可夫斯基《花之圓舞曲》（胡桃鉗組曲）

8.莫札特《D 大調雙鋼琴奏鳴曲第三樂章》

<第 8 次音樂會>

　　一、「生→半生熟→熟→熟透→熟能生巧」，本是一切接觸與學習的歷程，也是我們與古典音樂日久生情的模式。以致，縱使未在聆聽時，腦中常會浮現一些樂曲的快感旋律，此刻亦有愉悅滿足的回映。

　　但聆聽音樂，對一而再、再而聽相同或類似的曲目，若偶有出現「重複抑制——音樂快感或共鳴感降低」的現象。可用下述兩種方式，突破「重複抑制」：

　　（一）可將我們介紹的五大類劑型曲目，每一劑型的曲目分為數組。如早上習慣聆聽第 1 類劑型，就將 27 首的常例曲目，分為三至五組輪流聽。

　　除 27 首的常例曲目，若廣搜第 1 類劑型的曲庫越來越豐富：

1、可把喜愛的曲目，自編長約 30 分鐘的曲目群多組；

2、長約 60 分鐘的曲目群多組；

3、90 分鐘或 120 分鐘的各數組；

4、當一而再重複聆聽自編的曲目群，若出現有「重複抑制」現象時，再另編數組，依此類推。

　　（二）然後，以「平時愛聽＋定時愛聽＋當下愛聽」，聆聽自己自編的曲目群。亦即，以「當下最喜愛的曲目」優先聆聽，就可突破「重複抑制」的現象。

1、如將第 1 類劑型共 27 首常例曲目分為「A—B—C—D—E」五組，現只想聽 C 組曲目，就以該組優先。

2、如原都依我們「第 1 次→第 2 次→……→第 7 次音樂會」的曲目順序聆聽，現最喜歡第 5 次的「狂想曲」，就先聽該次的樂曲。

3、如早上慣聽第 1 類的音樂劑型，現卻只想聽第 5 類音樂（後談），就聽該類曲目。

4、原開車時，慣聽交響曲類，現只想聽奏鳴曲類。

5、原運動時，慣聽第 5 類的音樂劑型，現只想聽第 1 類的曲目。

6、依「當下愛聽」的曲目優先，即可突破「重複抑制」的現象。

二、至今，我們俱樂部舉辦八次音樂會，也有 5 組的新曲目可加入（前 3 次都屬第 1 類音樂劑型的常例曲目）：

（一）第 1 次＝5 首→《卡農》等

（二）第 2 次＝8 首→《清晨》等

（三）第 3 次＝7 首→《第 5 號匈牙利舞曲》等

（四）第 4 次＝5 首→主題在「音樂層疊美」曲目

（五）第 5 次＝6 首→主題在「狂想曲」曲目

（六）第 6 次＝5 首→主題在「春＋木」曲目

（七）第 7 次＝7 首→主題在「組曲」曲目

（八）第 8 次＝5 首→主題在「隨想曲」曲目

三、在第 5 次的音樂會，我們曾討論，幻想曲─狂想曲─隨想曲，是古典音樂最自由自在、無拘無束的題材。隨想曲，亦稱為「奇想曲」、「綺想曲」，從技藝高超的帕格尼尼「24 首小提琴隨想曲」後，每常有「隨想曲」炫技的鏡頭。今是俱樂部的第 8 次音樂會，就以下列五首的「隨想曲」，當我們的主題曲目：

1.帕格尼尼《第 24 號奇想曲》

2.泰瑞加《阿拉伯隨想曲》（亦稱《摩爾人綺想曲》）

3.聖桑《序奏與輪旋隨想曲》

4.薩拉沙泰《巴斯克隨想曲》

5.屈文中《帕米爾綺想曲》

附加「十大古典吉他曲第一名」：泰瑞加的《阿爾罕布拉宮的回憶》（屬於「景點音樂化」的曲目）

附註：

一、本次音樂會的討論重點在於

（1）與古典音樂曲目，日久生情的方式＝「生→半生熟→熟→熟透→熟能生巧」。

（2）一而再、再而聽相同或類似曲目，當出現「重複抑制」時，突破的方式＝喜愛的曲目編成多組＋選擇「當下愛聽」曲目聆聽。

（3）以五首隨想曲為本次的主題。

二、古典音樂，進入以「個人主觀抒發情緒」為主的浪漫樂派開始，任何題材皆可為作曲家的抒發媒介，即「內心世界的音樂化」。如「文學音樂化」、「哲學音樂化」、「繪畫音樂化」、「事件音樂化」、「民族音樂化」（人種＋民族題材）、「景觀音樂化」等。

其中「景觀音樂化」，由小而大又可細分為 a「景點音樂化」→b「市鎮音樂化」→c「區域音樂化」→d「國家音樂化」。

三、第 4 次音樂會我們聽過孟德爾頌的《芬加爾洞窟序曲》，是景點音樂化。第 2 次音樂會史梅塔納的《莫爾道河》是景點音樂化、是區域音樂化（一條流域）、也是國家音樂化（即捷克的「民族音樂化」）。史梅塔納的交響詩《我的祖國》，創作於 1874-1879 年，分有六樂章，最出色的第二樂章就是《莫爾道河》（捷克第二國歌）。

在第 5 次音樂會的主題曲目，有《匈牙利狂想曲》＋《第 1 號瑞典狂想曲》＋《第1號羅馬尼亞狂想曲》，皆屬「國家音樂化」與「民族音樂化」的曲目。這些曲目，也顯示浪漫樂派的作曲家，廣以自己國家的民族音樂當題材，是所謂的「國民樂派」（「民族音樂樂派」）。

四、今第 8 次音樂會

（1）第 2 首泰瑞加的《阿拉伯隨想曲》，公認是「十大古典吉他曲的第二名」。是首阿拉伯風格的曲目，描繪統治伊比利半島（西班牙＋葡萄牙）的摩爾人，該首亦稱為《摩爾人綺想曲》，是屬「民族音樂化」的樂曲。

而公稱十大古典吉他曲第一名—泰瑞加的《阿爾罕布拉宮的回憶》（在西班牙的格瑞那達），是首「景點」音樂化的曲目。

　　（2）第4首薩拉沙泰的《巴斯克隨想曲》與第5首屈文中的《帕米爾綺想曲》，皆屬「區域」音樂化的曲目。位於西班牙北部的巴斯克與東北部的巴塞隆納，是近期西班牙唯二鬧獨立的區域。巴斯克人，被稱為「歐洲的原住民」，語言與文化傳統，差異於現成的歐洲。被西班牙獨裁者佛朗哥迫害，畢卡索的名畫《格爾尼卡》描繪此事（附圖），促使巴斯克人到處「炸人—炸車—炸屋……」，可謂是近代全球炸彈客的始祖。

　　屈文中的《帕米爾綺想曲》，帕米爾高原是我們地理課本的「蔥嶺」。巴斯克區域，是古來「聖雅各朝聖之路」的必經之路；蔥嶺，是古代絲路經往地中海方向的必經之路。且帕米爾高原，是世界五大山脈的「匯集之域=a 東—崑崙山脈＋b 西—興都庫什山脈＋c 南—喀喇崑崙山脈、喜馬拉雅山脈＋d 北—天山脈」。《帕米爾綺想曲》可謂是古典音樂曲目中，獨一無二的「口琴協奏曲型式」。香港作曲家屈文中在近 20 分鐘的帕米爾高原景觀，有如踏入冰島、亦如駛入南美的巴塔哥尼亞高原，蒼涼、粗曠、荒野、一望無際、雪山綿延的感覺一樣，但整首聆聽心胸卻是寬闊歡暢。

第 8 次音樂會附圖

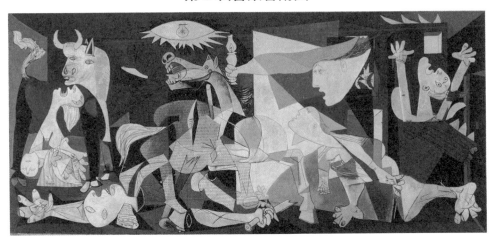

畢卡索的《格爾尼卡》

出處：馬德里市蘇菲亞王妃藝術中心官網
https://www.museoreinasofia.es

<第 9 次音樂會>

　　第 1-3 次的音樂會，給大家介紹中醫第 1 類音樂劑型的常例曲目，引伸到第 4-8 次的話題。今俱樂部的第 9 次音樂會，結合「第 4 次＋第 8 次音樂會」，準備提供給大家的是「第 4 次兩首未播的音樂層疊美曲目＋第8 次的自編處方」。如下《中醫的音樂處方套餐之六》的曲目，福鎮與韻文已聽過，當時是在福鎮所屬的「大學醫院好友團」群組播放。意卽， 第 1-9 次音樂會的曲目，皆屬中醫的第 1 類劑型，此其一。

　　而第 10 次的音樂會，預定以「歐洲文明之母——義大利」爲例，給大家聆聽一輪中醫五大類劑型的各類曲目。意卽，第 10 次音樂會是個分界點，之前屬於第 1 類音樂劑型，之後進入第 2 類劑型，此其二。

　　第 11 次的音樂會開始，我們卽將進入中醫最興高采烈、最澎湃、最燦爛的第 2 類音樂劑型。領此開始的就是，慕蘭在之前所提供小約翰史特勞斯的《閃電雷鳴波卡舞曲》，此其三。

　　本次音樂會的重點：第 1 至第 9 次的音樂會，皆屬中醫第 1 類音樂劑型，且自己學會將喜愛的曲目編組。今給大家的第 1 類劑型曲目，則以在「大學醫院好友團」播放的《中醫音樂處方套餐之六》爲例（如下附件）。

<第 9 次音樂會的附件>

「大學醫院好友團」的朋友們，大家晚安！

（一）a 從年初，梅花綻放滿台灣→b 春節前後的櫻花，開始迎接遊子返鄉與陪伴遊客踏青→c 在木棉花紅後，接著有如吉野櫻的花旗木（陣雨樹）與紅黃粉三色系的風鈴木，罕見紫色調的藍花楹與苦楝樹，處處滋潤著中南部的鄉土→d 現在巴里島島花—多色的緬梔（雞蛋花）與泰國國花—黃金雨的阿勃勒（金鍊花），尚有艷紅的鳳凰花，即將登場（比阿勃勒香濃的印度紫檀，因個子高，反而見其樹下黃花遍地始被發覺）。

（二）如此色彩繽紛、愉悅歡欣的季節，不僅是「蝶＋鳥＋人」樂享其間，這正屬中醫第 1 類音樂劑型，能夠分泌的「快樂荷爾蒙＝多巴胺＋腦啡＋血清素＋大麻素＋催產素」。至今新冠疫情的普及化，上列花花草草的「陶淵明效應」，與多聽喜愛的樂曲，期能降低壓力荷爾蒙，以利免疫系統的穩定。只差，聆聽喜歡的樂曲，較不受空間與時間的限制。

茲介紹第 1 類音樂劑型《中醫的音樂處方套餐之六》給大家，但第 7 首馮威廉斯的《黃蜂序曲》，改以拉赫曼尼諾夫的《G 小調大提琴奏鳴曲第二樂章》代之（附圖）。

第 9 次音樂會附件的曲目：《中醫的音樂處方套餐之六》

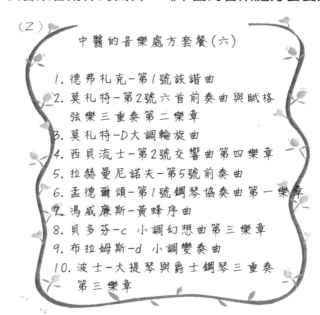

（乙）

中醫的音樂處方套餐（六）

1. 德弗札克－第1號詼諧曲
2. 莫札特－第2號六首前奏曲與賦格
   弦樂三重奏第二樂章
3. 莫札特－D大調輪旋曲
4. 西貝流士－第2號交響曲第四樂章
5. 拉赫曼尼諾夫－第5號前奏曲
6. 孟德爾頌－第1號鋼琴協奏曲第一樂章
7. 馮威廉斯－黃蜂序曲
8. 貝多芬－c 小調幻想曲第三樂章
9. 布拉姆斯－d 小調變奏曲
10. 波士－大提琴與爵士鋼琴三重奏
    第三樂章

二、第 10 次音樂會→綜合五大類劑型

<第 10 次音樂會>

　　爲讓「旅遊與音樂合一」、爲讓聽過的曲目能進行整合，在臨床會不斷鼓勵患者，自編屬於自己五大類劑型的音樂處方。目前中醫的醫療環境，暫無法提供「團體式＋個人制約式」的音樂治療。患者若自編屬於自己的音樂處方，不僅能進行中醫所謂的「療尤不若先自療」（自我療癒），且亦能從患者一躍爲音樂的醫者。若將旅遊過國家喜愛的音樂家曲目，能進一步自編屬於自己的五大類音樂處方，會讓「旅遊前的期待＋旅遊中的喜悅＋旅遊後的回憶」更爲緊密。

　　如附件一至附件三，以「歐洲之母——義大利」音樂家的作品爲例，製成「中醫的 1 之 18-19-20 號」三塊 CD。這三塊音樂解憂處方，同時輯有中醫五大類音樂劑型的各類曲目。以「1 之 18 號音樂解憂處方」共 21 曲爲例：

第 1 類劑型「1-5 曲」——快樂愉悅；

第 2 類劑型「6-10 曲」——興奮躍動；

第 3 類劑型「11-14 曲」——平和安靜；

第 4 類劑型「15-17 曲」——悲傷鬱悶；

第 5 類劑型「18-21 曲」——柔美抒情等。

俱樂部的好友們，我們第 10 次音樂會的主題，就在

（1）中醫目前的臨床環境，尚難進行「團體式＋個人制約式」的音樂治療。需醫者對患者進行「知→導→治」，即提供中醫五大類音樂劑型 的概念與方向，協助由患者收集並自編喜歡的曲目。從患者建立「平時愛聽＋定時愛聽＋當下愛聽」的生活音樂化，以利達及「療尤不若先自療」（自我療癒）的效果。

　　如平時較愛聽第 1 類，但壓力大時，總在聆聽第 4 類劑型曲

目後，有助平撫情緒。則「第4類音樂對該患者的壓力」而言，起有「定時愛聽」的效益。此時，患者在壓力的「定時愛聽」，已找到自己第4類音樂劑型的治療定位（第4類劑型曲目→壓力舒緩效益）。

（2）從義大利音樂家爲例的中醫五大類劑型曲目，若以中醫的「核心慨念=陰陽二分法」而言。

a 第1-2類屬「陽性」音樂劑型——具有愉悅、快樂、歡欣、興奮的效應；b 第3類爲「中性」音樂劑型——具有平靜、祥和、安逸、愛憐等效益；c 第4-5類屬「陰性」的音樂劑型——具有陰鬱、悲傷、清涼、柔美、浪漫、抒情等效果。

（3）今以「中醫的1之18號音樂解憂處方」的每一劑型，各舉1首當爲第10次音樂會的曲目。

第1類劑型：

韋瓦第的《第6號A小調小提琴協奏曲第一樂章》

第2類劑型：

羅西尼的《塔朗泰拉舞曲》

第3類劑型：

普契尼的《親愛的父親》

第4類劑型：

雷翁卡瓦洛的《穿上彩衣》

第5類劑型：

托塞里的《小夜曲》

第 10 次音樂會的附件一至附件三

中醫的1之18號音樂解憂處方
1. 韋瓦第：g小調二重協奏曲第一樂章
2. 韋瓦第：第6號a小調小提琴協奏曲第一樂章
3. 韋瓦第：C大調短笛協奏曲第一樂章
4. 韋瓦第：b小調大提琴協奏曲第一樂章
5. 韋瓦第：G大調二重協奏曲第一樂章
6. 羅西尼：塔朗泰拉舞曲<怪店>
7. 帕格尼尼：常動曲（無窮動）
8. 韋瓦第：夏小提琴協奏曲第三樂章
9. 羅西尼：第6號玄樂奏鳴曲第三樂章
10. 韋瓦第：C大調短笛協奏曲第三樂章
11. 普契尼：親愛的父親
12. 帕勒斯替納：羔羊經
13. 葛利果聖歌：國王旗幟
14. 羅西尼：第3號弦樂奏鳴曲第三樂章
15. 阿爾比諾你：慢板
16. 雷翁卡瓦洛：穿上彩衣
17. 普契尼：沒有媽媽在身邊<修女安潔莉卡>
18. 馬士卡尼：鄉間騎士間奏曲<鄉間騎士>
19. 德利果：小夜曲
20. 威爾第：茶花女第一幕前奏曲<茶花女>
21. 托塞里：小夜曲

中醫的1之19號音樂解憂處方
1. 波普拉：G大調大提琴協奏曲第二樂章
2. 韋瓦第：降B大調二重協奏曲第三樂章
3. 威爾第：飲酒歌<茶花女>
4. 威爾第：阿依達進行曲
5. 貝里尼：第8號交響曲第二樂章
6. 雷史匹基：羅馬之松第四樂章
7. 羅西尼：好事者之歌<塞維亞理髮師>
8. 普拉悌：D大調大提琴協奏曲第一樂章
9. 塔替尼：g 小調小提琴奏鳴曲第二樂章
10. 卡達拉：d 小調三重協奏曲第三樂章
11. 凡丁尼：D大調大提琴協奏曲第三樂章
12. 葛利果聖歌：贊美詩-救世主
13. 普契尼：為了藝術為了愛<托斯卡>
14. 韋瓦第：c 小調大提琴協奏曲第二樂章
15. 普契尼：孤獨、迷失、被棄<曼儂雷斯考>
16. 馬賽羅：d 小調大提琴協奏曲第二樂章
17. 普契尼：我的名字叫咪咪<波西米亞人>
18. 帕格尼尼：盧卡奏鳴曲第5號第六曲

中醫的1之20號音樂解憂處方

1. 韋瓦第：D大調四重協奏曲第三樂章
2. 韋瓦第：C大調二重協奏曲第一樂章
3. 韋瓦第：b小調五重協奏曲第一樂章
4. 威爾第：善變的女人〈弄臣〉
5. 帕格尼尼：第24號奇想曲
6. 韋瓦第：蒙兀兒協奏曲第三樂章
7. 威爾第：希伯來奴隸大合唱〈拿布果〉
8. 韋瓦第：D大調魯特琴協奏曲第一樂章
9. 韋瓦第：a小調直笛協奏曲第一樂章
10. 韋瓦第：春小提琴協奏曲第一樂章
11. 韋瓦第：第10號b小調小提琴協奏曲
    第一樂章
12. 鮑凱利尼：小步舞曲
13. 韋瓦第：第12號E大調小提琴協奏曲
    第二樂章
14. 韋瓦第：D大調魯特琴協奏曲第二樂章
15. 陶斯第：小夜曲

三梯式入門的中醫音樂治療學　／110

三、第 11 次至第 15 次音樂會→討論第 2 類音樂劑型

<第 11 次音樂會>

今天是我們俱樂部第 11 次音樂會，也是踏入中醫第 2 類音樂劑型園地的開始。適慕蘭提供小約翰史特勞斯創作 100 餘首波卡舞曲中，最有名的《閃電雷鳴波卡舞曲》。如附件一所示，中醫第 2 類音樂劑型 28 首的常例曲目，其中的五首=「1-9-10-16-24」，皆屬雷電、暴風雨曲目，這也是今天我們第 11 次音樂會的主題。

上列常例的五首，第 1 曲韋瓦第的《夏第三樂章》與第 16 曲羅西尼的《第 6 號弦樂奏鳴曲第三樂章》，曾於第 10 次音樂會的第 2 類劑型列舉過（《中醫的 1 之 18 號音樂解憂處方》），此其一；第 10 曲理查史特勞斯的《阿爾卑斯山交響詩》的暴風雨段，可謂最是洶湧澎湃，有如西班牙畫家葛雷科的畫作《托雷多風景》（附圖1）與英國透納的《翻越阿爾卑斯山》，此其二；第 9 曲貝多芬的《第 17 號鋼琴奏鳴曲第三樂章》與第 24 曲葛雷菲的《大峽谷組曲第五樂章暴風雨》，可謂是「最柔美最甜蜜最浪漫的暴風雨」，有如考特與喬久內二位的畫作《暴風雨》（圖2-3），此其三。

中醫第 2 類音樂劑型的元素=「心＋火＋紅＋夏＋午＋年輕」，「雷鳴閃電＋暴風雨＋爆炸火光」等皆屬火的延伸。意卽，在中醫五大類的音樂劑型，最興奮、最狂歡、最快暢、最熱鬧、最躍動、最燦爛、最火爆者，當屬第 2 類曲目。

是以，本次音樂會的重點有二：

一是中醫第 2 類音樂劑型的元素，在「心＋火＋紅＋夏＋午＋年輕」。這可與第 6 次音樂會，討論中醫第 1 類音樂劑型的元素=「肝＋木＋春＋晨＋年少」作連結。而中醫屬於「第 1-2 類」的音樂劑型，以中醫最核心慨念的「陰陽二分法」而言，當屬快樂、愉悅、歡欣、

躍動、興奮、暢快的陽性藥理效益。對情緒低潮、憂愁、鬱悶、無神、乏力等身心的陰性症群，具有改善效果。

二是表現「雷鳴閃電＋暴風雨＋爆炸火光」的曲目，皆屬火的延伸，同屬中醫第 2 類的音樂劑型。

下列 9 首，我們由慕蘭的《閃電雷鳴波卡舞曲》帶頭，先聽前 7 首「火的延伸」曲目，而由芬蘭民歌的最後 2 首波卡舞曲殿後：

1. 小約翰史特勞斯《閃電雷鳴波卡舞曲》
2. 韋瓦第《夏小提琴協奏曲第三樂章》（暴風雨）
3. 理查史特勞斯《阿爾卑斯山交響詩》（暴風雨段）
4. 貝多芬《第 17 號鋼琴奏鳴曲第三樂章》（暴風雨段）
5. 羅西尼《第 6 號弦樂奏鳴曲第三樂章》（暴風雨段）
6. 葛雷菲《大峽谷組曲第五樂章》（暴風雨）
7. 小約翰史特勞斯《爆炸波卡舞曲》
8. 維利約・偉斯特瑞寧《薩基雅維爾的波卡舞曲》（亦稱《卡蕾莉亞— 芬蘭波卡舞曲》）
9. 埃伊諾・凱圖寧《伊娃的波卡舞曲》

附註：

（一）慕蘭的影片標題謂「日本指揮家小澤征爾患有老人癡呆症」，並稱「這不是滑稽表演」（附件二），該影片是拍攝於東京的 2016 年。

但 2017 年小澤征爾卻指揮錄製貝多芬的《第 7 號交響曲》與《第 3 號雷奧諾拉序曲》，2019 年還指揮比才的《卡門》。是以，小澤征爾雖有多病纏身，唯失智之說應屬常見的網路傳謠。

同屬日本血統，現世界知名的日裔德國女鋼琴家愛麗絲奧圖，公布患有「多重硬化症」。這位女鋼琴家有兩個招牌特色——「打赤腳演奏＋彈奏時手大動作往後拉」，請大家回看我們第 4 次音樂會，演奏貝多芬的《C 小調合唱幻想曲》者。

失智症好發於年長者，但多重硬化症卻於年輕時即見發病。如被譽稱為「最偉大的女大提琴演奏家」杜普蕾，26 歲時出現多重硬化症，比32歲發病的愛麗絲奧圖還早。

　　（二）義大利畫家喬久內的《暴風雨》（圖3），被譽稱為「美術史的第一幅風景畫」。這幅與法國考特名為《暴風雨》的畫作（圖2），前者的暴風雨隱藏在背景的雷鳴閃電，後者只見風吹布幔與女主角的透明黏衣。兩者，可謂是「史上最柔美、最甜蜜、最浪漫的暴風雨畫作」。

　　（三）我們在以組曲為主題的第 7 次音樂會，第 3 首是西貝流士的《卡蕾莉亞組曲第一樂章》。卡蕾莉亞原屬芬蘭的國土，1892 年西貝流士偕妻來此度蜜月後，受託為戲劇《卡蕾莉亞》譜曲。

　　二戰後，1947 年卡蕾莉亞被蘇聯併吞。卡蕾莉亞成為芬蘭失去的故土，本次音樂會第 8 首的《薩基雅維爾波卡舞曲》，亦稱為《卡蕾莉亞——芬蘭波卡舞曲》，意謂這首曲目，「原是屬於芬蘭卡蕾莉亞的民謠舞曲」。

<第 11 次音樂會的附件一>

第 2 類心劑常例曲目 28 首

1. 韋瓦第《夏小提琴協奏曲第三樂章》（暴風雨）

2. 哈察都量《劍舞》

3. 比才《鬥牛士之歌》

4. 奧芬巴哈《天堂與地獄序曲》（最精華段）

5. 巴哈《第 2 號管弦組曲第七樂章》

6. 陳耀星《戰馬奔騰》

7. 羅西尼《威廉泰爾序曲》（最精華段）

8. 高沙可夫《大黃蜂》

9. 貝多芬《第 17 號鋼琴奏鳴曲第三樂章（暴風雨）》

10. 理查史特勞斯《阿爾卑斯山交響詩》（暴風雨段）

11. 羅西尼《塔朗泰拉舞曲》

12. 葛利格《霍爾堡組曲前奏曲》

13. 德弗札克《第 12 號弦樂四重奏第四樂章》

14. 比才《法蘭德爾舞曲》

15. 巴哈《第 3 號無伴奏小提琴組曲第一樂章》

16. 羅西尼《第 6 號弦樂奏鳴曲第三樂章》

17. 薩拉沙泰《卡門幻想曲》最精華段

18. 黃海懷《賽馬》

19. 帕格尼尼《無窮動》（或小約翰史特勞斯的《常動曲》）

20. 海頓《第 5 號四重奏第四樂章》

21. 史丹瓊斯《幽靈騎士》

22. 貝多芬《第 7 號交響曲第四樂章》

23. 柯利吉亞諾《紅小提琴幻想曲》

24. 葛雷菲《大峽谷組曲第五樂章（暴風雨）》

25. 波林《大提琴與爵士鋼琴三重奏第四樂章》

26. 聖桑《酒神節之舞》
27. 蒙悌《查爾達斯》
28. 踢踏舞劇《火焰之舞》三樂段:
（1）《凱爾特的吶喊》（序幕）
（2）《逃走》
（3）《舞王》

第 11 次音樂會的附件二

@樂團向患有老年癡呆症的當代指揮家～小澤征爾 愛的致敬

這不是滑稽表演！當代最偉大的日本指揮家～小澤征爾，患上老人痴呆症，真正痴呆了。在這首交響樂演奏中，樂團用感人的愛向他致敬！向音樂致敬，幫助他完成謝幕演出。人都有老的時候，能如此謝幕足矣。看了超感動，一定要和您分享！

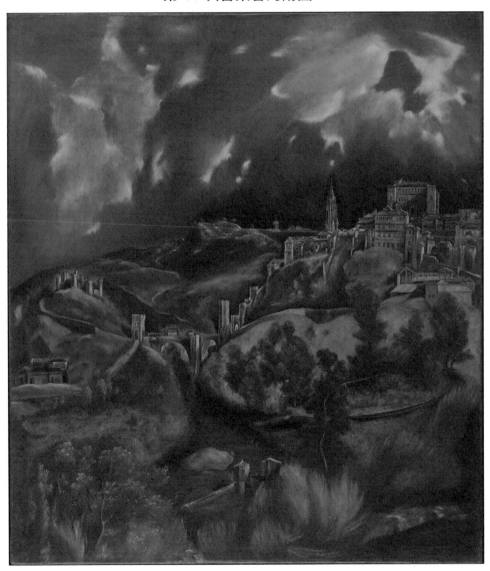

托勒多的風景

出處：紐約大都會美術館官網
https://www.metmuseum.org

第 11 次音樂會的附圖 2

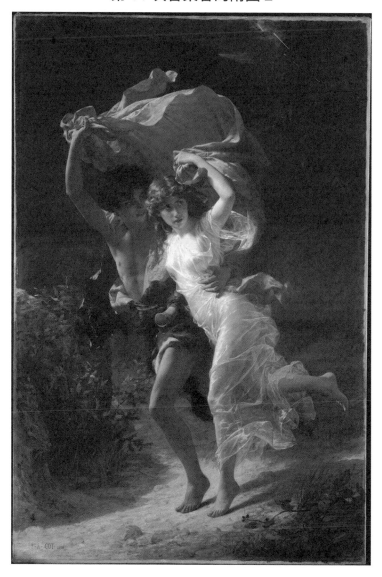

暴風雨The storm

出處：紐約大都會美術館官網
https://www.metmuseum.org

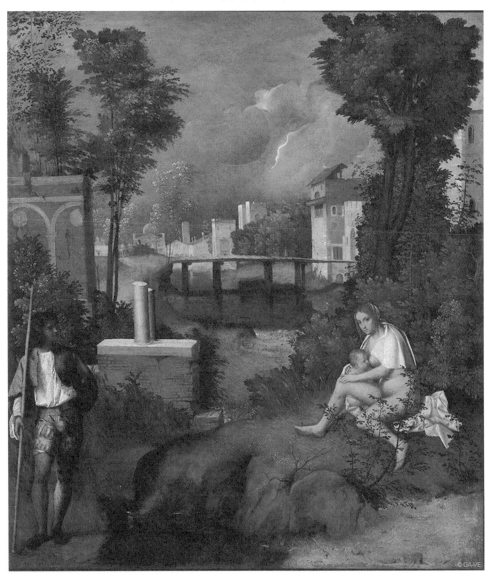

暴風雨 Tempest

出處：義大利威尼斯學院美術館官網
http://www.gallerieaccademia.it

<第 12 次音樂會>

我們第 11 次的音樂會，以《閃電雷鳴波卡舞曲》展開，到暴風雨、閃電雷鳴、爆炸等有關「火的延伸」曲目。今第 12 次音樂會以舞曲為主，而第 13 次的音樂會，我們就來個「火＋紅＋舞」的火焰之舞。

由 28 首常例曲目的附件所示，第 12 次音樂會的曲目如下：

第 2 曲——哈察都量的《劍舞》

第 11 曲——羅西尼的《塔朗泰拉舞曲》

第 14 曲——比才的《法蘭德爾舞曲》

第 22 曲——貝多芬的《第 7 號交響曲第四樂章》（舞蹈化的交響曲）

第 26 曲——聖桑的《酒神節之舞》

附註：

貝多芬的《第 7 號交響曲第四樂章》，被華格納譽稱為「舞蹈化的交響曲」，故將之同列於此。

<第 13 次音樂會>

「火＋紅＋喜＋巨響（如鞭炮聲—雷鳴等）」，是中醫第 2 類音樂劑型的主幹元素，也是本次音樂會的表達重點。111 年春節一結束，2/8 日在高雄巨蛋表演的《火焰之舞》，已來台灣 6 次，十足展現第 2 類音樂劑型的元素。《火焰之舞》未來台灣巡迴表演前，市面已先推出，於 1998 年在倫敦海德公園主表演團的 DVD。女兒購買後，我卻常借來作臨床應用，鼓勵患者購買觀看，因具有「轉負為正」的情緒效益（患者多數反應，看時快樂愉悅久久不已、看後還想

再看）。

　　比較特別的是，在《火焰之舞》28 個舞段中，除第 20 舞段的《輓歌》略顯淒美，可爲中醫第 4 類劑型使用，餘或各自分別可爲「第 1、第 2、第 3、第 5 類劑型」的舞段。而混版層疊「第 1-2-3-5 類劑型」的舞段不少，且最後都以第 2 類音樂劑型作收尾。

　　是而，第 13 次音樂會，給好友們介紹如下共 10 首曲目＝「a《火焰之舞》的 7 個「腳上踢踏舞」舞段→b 順介紹姑稱之爲「手上踢踏舞—響板」的兩首曲目→c 最後安排柯利吉亞諾的《紅小提琴幻想曲》」：

A＜腳上踢踏舞＞

幕 1《凱爾特的吶喊》（序幕）

幕 2《逃走》

幕 3《指揮官》

幕 4《吉普賽女郎》

幕 5《小提琴的角逐》

幕 6《舞王》

幕 7《愛爾蘭行星》（劇終與煙火施放，如春節過年的氣氛）

B＜手上踢踏舞—響板＞

1.法雅《序曲與舞曲》

2.比才《鬥牛士之歌》（西班牙國寶阿嬤的響板）

C柯利吉亞諾《紅小提琴幻想曲》

附註：

　　（一）「火＋紅＋喜＋巨響（鞭炮煙火）」，可謂是全球華人嚇退年獸、迎接每年春節的文化盛事，正也是中醫第 2 類音樂劑型的主幹元素。以台灣節慶而言，最足以代表第 2 類音樂劑型者，當屬最興奮、最興高采烈、最歡暢、最燿燦火紅的春節。

　　在鄭和 1405-1433 創造人類最早遠洋航海史的 28 年間，最遠到莫

三比克帶回長頸鹿、斑馬等當時稱之的「珍禽異獸」。並未攜回產於中非、西非的山魈,唯中華民俗所創設的年獸山魈,與實獸「彩面山魈」的生物習性近似,皆畏懼中醫第 2 類音樂劑型的「主幹元素＝紅色＋火光巨響」。

華人的世界,就以紅色春聯、穿紅衣服飾、掛紅燈籠、放煙火、鞭炮聲、敲鑼打鼓等嚇退「年獸山魈」,興高采烈的過新年。

(二)台北市立動物園,曾引進如圖全球最大的猴子「彩面山魈」。 裘莉主演的《古墓奇兵 2》片尾,彩面山魈出現在東非坦尚尼亞的吉力馬札羅山,似與其棲息地不符。

第 13 次音樂會的彩面山魈

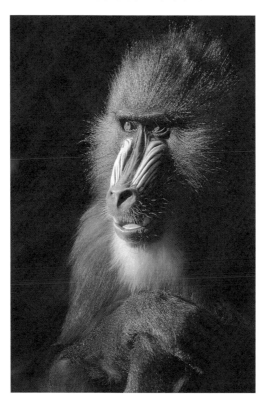

Mandril / Malene Thyssen 攝
來源:維基百科 https://www.wikiwand.com CC BY 2.5

<第14次音樂會>

　　音樂是速度的藝術，中醫五大類音樂劑型，速度屬最快的「快板—急板—最急板」者，或混板以「快板—急板—最急板」爲主者，多可歸屬第 2 類劑型的曲目。

　　如附件 28 首常例曲目所示，陸上的馬、空中的蜜蜂、一首樂曲的最精華段，最足以顯示此特色。下列六首，就當我們第 14 次音樂會的主曲：

　　（1）第 4 曲奧芬巴哈《天堂與地獄序曲》最精華段
　　（2）第 6 曲陳耀星《戰馬奔騰》
　　（3）第 7 曲羅西尼《威廉泰爾序曲》最精華段
　　（4）第 8 曲高沙可夫《大黃蜂》
　　（5）第 17 曲薩拉沙泰《卡門幻想曲》最精華段
　　（6）第 18 曲黃海懷《賽馬》

附註：

　　「速度＋標題＋情境」，是擇選中醫五大類劑型曲目的元素。以第 2 類劑型曲目的擇選爲例：

　　（1）速度——如本次音樂會所述，凡屬「快板—急板—最急板」或以此速度爲主的混板曲目。

　　（2）標題——如第 13 次音樂會所述，凡屬「火＋紅＋喜＋巨響＋火的延伸」的曲目。

　　（3）情境——如第 11 次、第 12 次、第 15 次音樂會，凡屬「最興奮、最狂歡、最快暢、最熱鬧、最躍動、最燦爛」的情境曲目。

<第 15 次音樂會>

第 11-14 次音樂會的曲目園地，多屬中醫「陽中之陽」的第 2 類劑型。

第 1-9 次的音樂會，皆爲「陽中之陰」的第 1 類曲目。合而，中醫第 1-2 類的音樂劑型，無不充滿著活力、快樂、愉悅、歡欣、興奮、暢快、躍動、燦爛等「陽性情緒」的音樂效益，此其一。

第 2 類劑型的「快板─急板─最急板」或以此速度爲主的混板，與第 1 類劑型的「稍快板─快板」或以此速度爲主的混板。前者是「陽中之陽」，後者是「陽中之陰」，兩者皆屬「陽性劑型」，節奏有輕重之別、速度 亦有重疊。是以，第 1 類與第 2 類劑型，可互用、可混用，統稱爲「第1-2類」音樂處方，此其二。

如附件 28 首常例曲目所示，將下列六首曲目，可稱爲中醫的「第1-2類音樂劑型」，當爲我們第 15 次音樂會的主題：

（1）第 12 曲葛利格《霍爾堡組曲前奏曲》
（2）第 13 曲德弗札克《第 12 號弦樂四重奏第四樂章》
（3）第 15 曲巴哈《第 3 號無伴奏小提琴組曲第一樂章》
（4）第 20 曲海頓《第 5 號四重奏第四樂章》
（5）第 21 曲史丹瓊斯《幽靈騎士》
（6）第 27 曲蒙悌《查爾達斯》（三重奏）

臨床應用：

（一）臨床每常鼓勵宿有精神情緒困擾的患者（如常被公公無謂臭罵的高女士），可應用中醫的「以情治情法」幫自己解困。如要發怒或生悶氣時，想想對方也蠻可憐可悲，此刻有助情緒的降溫，這稱之爲「以悲治怒法」。

以中醫的「陰陽二分法」而言，這又可稱之爲「以陰治陽法」，卽陰性情緒──悲，治療陽性情緒──怒。若以「五行互治法」而

論，也可謂之「以金剋木法」，卽金屬肺、肺主憂悲的情緒，木屬肝、肝主怒的情緒。

（二）如上推之，臨床見有情緒容易衝動、精神容易亢奮、好動不停、個性急講話急等，中醫所謂「心過喜」——陽性人格特質傾向的患者（有似過動症或躁鬱症的躁症）。

此時，若應用中醫「以陰治陽」的音樂治療，可選陰性劑型的第4類或第5類曲目。若應用五行互治法，就需選用第5類劑型的曲目群，蓋「水能剋火」。中醫言「心主喜」，上述「喜過頭」的精神情緒，病在心。可選用柔美、抒情、浪漫、清涼、飄渺、夢幻的第5類腎劑治療，因「心主火、腎主水」，利用「水剋火」的原理。

但對 38 歲「業務壓力＋家庭壓力」兩頭燒、宿有「心過喜」疾患的蔡先生而言，聆聽第 1-2 劑型曲目對精神情緒的降溫，卻比第 4-5 類劑型明顯有效。因而，蔡先生收集的多屬第 1-2 類劑型，尤其是我們第 11 次至第 15 次音樂會，所屬的第 2 類劑型曲目。這類療治，是中醫特有的「以陽治陽法」，卽以陽類劑型曲目，治療陽性的精神情緒與陽性人格特質的疾患。而蔡先生主用第 2 類曲目，紓緩自己的陽亢精神情緒，又可稱是中醫的「自療法」，卽「應用心劑療治心過喜」。

（三）前述，中醫第 1 類肝劑，對無數「肝鬱」患者在情緒鬱悶不樂的改善 。第 1 類劑型的陽性曲目，對「鬱則發之」的效益，此卽中醫的「以陽治陰法」。

第 2 類或第 1-2 類劑型的陽性曲目，對 38 歲蔡先生在陽性情緒與陽性人格症狀的紓解，此卽中醫的「以陽治陽法」。

可見，音樂具有「情緒雙向調節」的效應。蓋無論是陰性或陽性的情緒疾患，在喜愛樂曲的旋律、節奏、和聲、對位、多元聲波等刺激，釋放「快樂荷爾蒙＝腦啡＋血清素＋大麻素＋催產素＋多巴胺」，取得快樂、愉悅、歡欣、暢快、興奮、躍動狂歡中得到移轉。

四、第 16 次至第 20 次音樂會→討論第 3 類音樂劑型

<第 16 次音樂會>

今是我們第 16 次的音樂會,以具有「不急不徐、中和、溫馨、平靜、安順、慈愛、甜蜜、祥樂、感恩、訴懷、包容寬恕、撫慰心靈、安定人 心、閒適」等效益的脾劑曲目,即中醫第 3 類音樂劑型的開始。

「脾+土+半夏+午後+壯年」,這些「天人合一」居於自然之間中半的現象,與「脾居中醫五臟之中」的特質,就屬中醫第 3 類音樂劑型的中性處方。是而,中醫第 3 類音樂劑型的特色,「=a 中庸之道的樂曲+b 速度之中的音樂+c 土育萬物的音樂」。如附件 21 首常例曲目所示,中醫第 3 類的脾劑,以下列三者最多:

（1）宗教類與親情類曲目;

（2）歌劇的詠嘆調曲目;

（3）「中板+小行板+行板」的曲目。

今第 16 次的音樂會,我們先以「親情類」為主題,而第 17 次以「速度之中」、第 18 次則以「宗教類」的曲目為其主題。中醫強調「土育萬物」,有天人合一的兩層意義:一是在人的「脾育五臟」,意即屬於現代消化系統的「中醫脾臟」,供應全身營養。一是在自然界的「土育萬物」,意即大地的土壤培育萬物,就如父母的關愛與奉獻,養育培植兒女一樣,亦如宗教般仁民愛物的情懷。

今先以下列 6 首「父+母+兒」的親情類為主題(3 首重複),並涉有宗教類、歌劇詠嘆調與搖籃曲的曲目:

（1）普契尼《親愛的父親》（歌劇女聲）

（2）巴哈+古諾《聖母頌》（小提琴）

（3）布拉姆斯《搖籃曲》

（4）舒伯特《聖母頌》（素人男聲）

（5）普契尼《親愛的父親》（女童聲）

（6）蕭邦《搖籃曲》

（7）普契尼《爲了藝術爲了愛》（歌劇《托斯卡》）

（8）舒伯特《聖母頌》（歌劇男聲）

（9）巴哈＋古諾《聖母頌》（大提琴）

<第 16 次音樂會的附件>

第 3 類脾劑的常例曲目 21 首

1. 亞當《聖善夜》

2. 巴哈＋古諾《聖母頌》

3. 莫札特《C 大調長笛與豎琴協奏曲第二樂章》

4. 普契尼《親愛的父親》

5. 舒伯特《聖母頌》

6. 布拉姆斯《搖籃曲》

7. 電影《教會》主題曲

8. 帕勒斯提納《羔羊經》（彌撒曲）

9. 葛利果聖歌《晚禱》

10. 莫札特《小步舞曲》（第 17 號嬉遊曲第三樂章 K.334）

11. 蕭邦《搖籃曲》

12. 韋瓦第《G 大調雙曼陀林協奏曲第二樂章》

13. 普契尼《為了藝術為了愛》

14. 舒伯特《第 8 號交響曲第二樂章》

15. 葛利果聖歌《讚美詩救世主》

16. 巴哈《耶穌世人仰望之喜悅》

17. 羅西尼《第 3 號弦樂奏鳴曲第三樂章》

18. 夏邦泰《頌主曲之前奏曲》

19. 法朗克《天使的麵包》

20. 巴哈《G 大調小步舞曲》

21. 貝多芬《G 大調小步舞曲》

<第 17 次音樂會>

今第 17 次的音樂會，我們以速度之中、中庸之道的曲目爲主題。音樂是速度的藝術，速度最足以表現情緒。以中醫的核心概念——「五臟法＋陰陽法」，中醫的脾臟，居於五臟之中、陰陽之中。第 3 類的脾劑音樂，多數等於速度之中的「中庸曲目＝行板＋小行板＋中板」或混板以此速度爲主的曲目。

是而，中醫第 3 類音樂劑型的特色，曲目顯示不快不慢、中庸、閒適、平靜、安和、典雅、壯嚴肅穆等「致中和」的效益。可調和調適，對身心不利的長期「陰陽情緒狀態」（雙向調節情緒的效益）。陰性情緒，如憂鬱、愁悶、不安、煩惱、焦慮、哀傷等；陽性情緒，如緊繃、急躁煩躁、憤怒、敵意等。蓋此等樂曲，多可抑制交感神經過度興奮，可讓人進入 alpha 腦波，能得來平靜、安和、放鬆。

我們來聽聽下列 7 首速度之中的曲目：

1.莫札特《小步舞曲》（即《第 17 號嬉遊曲第三樂章》K.334）

2.舒伯特《第 8 號交響曲第二樂章》

3.巴哈《小步舞曲》

4.羅西尼《第 3 號弦樂奏鳴曲第三樂章》

5.貝多芬《小步舞曲》

6.莫札特《C 大調長笛與豎琴協奏曲第二樂章》

7.鮑凱利尼《小步舞曲》

<第18次音樂會>

　　第 18 次的音樂會，我們以宗教類的曲目爲主題。宗教類的曲目，一般取材於三大類：

　　一是在教堂內儀式使用者，如彌撒曲、聖母頌歌、贊美詩等；

　　二是在教堂內非儀式使用者，如經文歌、聖詠曲等；

　　三是純屬個人舒懷的宗教音樂（卽不在教堂使用者），如受難曲、清唱劇、神劇等。

　　但三大類宗教曲目的源頭，則是來之 590-604 年確立的葛利果聖歌，基督教世界的宗教音樂都以此爲基礎，也帶動後世的作曲家創作，此其一；如進入文藝復興時期，創量無數的經文歌與彌撒曲，這是宗教音樂的兩大產品，此其二；如 1517 年提倡宗教改革的音樂家馬丁路德，爲與葛利果聖歌區別，將贊美詩譜成新教的「聖詠曲」，此其三；1600 年巴洛克時代的「世俗音樂」來臨，此後純爲宗教服務的「宗教音樂」漸之沒落，代之以表達自己在「見＋聞＋思」的樂曲盛行，如受難曲、清唱劇、神劇等，此其四。

　　今第 18 次音樂會，就以下列 9 首宗教曲目（《聖善夜》重複），作爲我們的主題：

　　1.亞當《聖善夜》（女聲、字幕）

　　2.葛利果聖歌《晚禱》

　　3.帕勒斯提納《羔羊經》（彌撒曲）

　　4.電影《教會》主題曲

　　5.葛利果聖歌《贊美詩救世主》

　　6.夏邦泰《頌主曲前奏曲》

　　7.葛利果聖歌《國王旗幟》

　　8.亞當《聖善夜》（男聲）

　　9.巴哈《耶穌，世人仰望之喜悅》

　　10.法朗克《天使的麵包》

附註：

　　以上9首曲目，3曲屬葛利果聖歌，蓋葛利果聖歌是宗教音樂的源頭。這約3000首供各地教堂使用的《葛利果聖歌》，就以金鏈繫在聖彼得大教堂的祭壇上。而教唱葛利果聖歌的音樂中心，漸也形成後來各地音樂學院的起源。

　　葛利果聖歌的主幹，就如影片中席琳狄翁歌唱的《聖善夜》一樣，核心意義都在救世主耶穌。而全球描述聖善夜、耶穌誕生的過程，最引為代表的教堂，就是全球唯一尚未完工已取得世界遺產的「聖家堂—誕生立面」。

　　茲提供給大家：

　　（一）羅馬聖彼得大教堂6張照片，殿外三張（圖1-3），殿內三張（圖4-6）；

　　（二）巴塞隆納聖家堂5張照片，殿外二張（圖7-8），有如溪頭與藤枝「杉松森林化」的內殿三張（圖9-11）；

　　（三）照片8，是聖家堂誕生立面的特寫，這也是全球教堂描述耶穌誕生最是代表之處，如「附件一」拙文摘段所示。

　　（四）席琳狄翁在加拿大蒙特婁結婚的「聖母院大教堂」兩張照片（外圖12、內圖13）。

　　（五）以上宗教音樂與宗教建築，如「附件二」拙文摘段所示。義大利是歐洲之母，「義大利音樂＝葛利果聖歌＋宗教音樂＋協奏曲＋歌劇」。是以，第19次音樂會，我們就以協奏曲為主題；而歌劇，則屬第20次音樂會的主題。但曲目的主幹，都在中醫的第3類音樂劑型。

圖1：如鑰匙的羅馬聖彼得大教堂與台伯河（當地明信片）

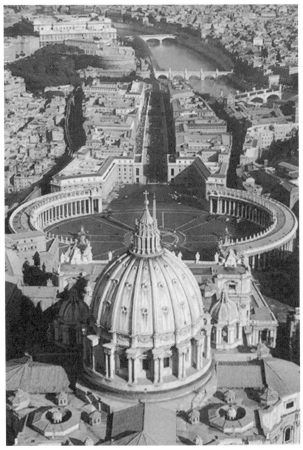

圖2：聖彼得大教堂與廣場（當地明信片）

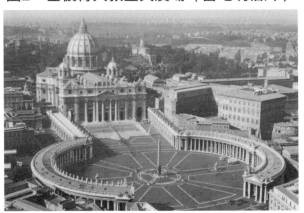

圖3：聖彼得大教堂與方尖碑

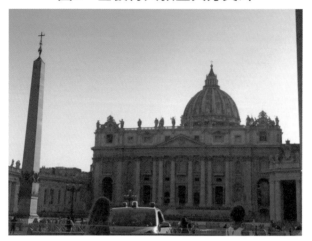

圖4：聖彼得大教堂的中殿前段（入口端）

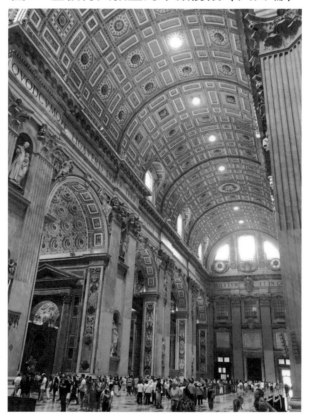

圖5：聖彼得大教堂的中殿後段（聖體傘端）

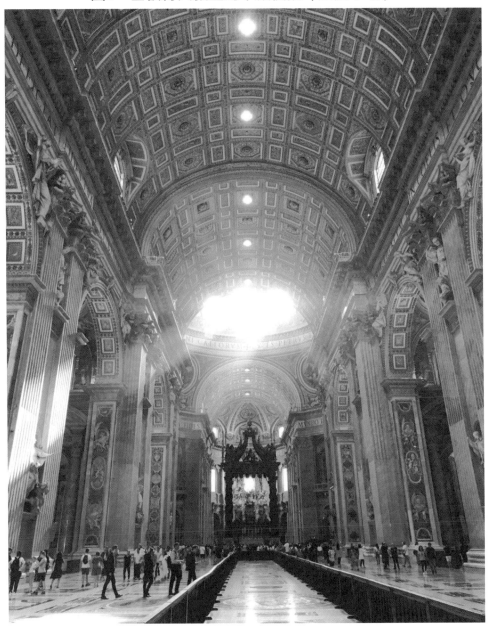

圖6：聖彼得大教堂的聖體傘

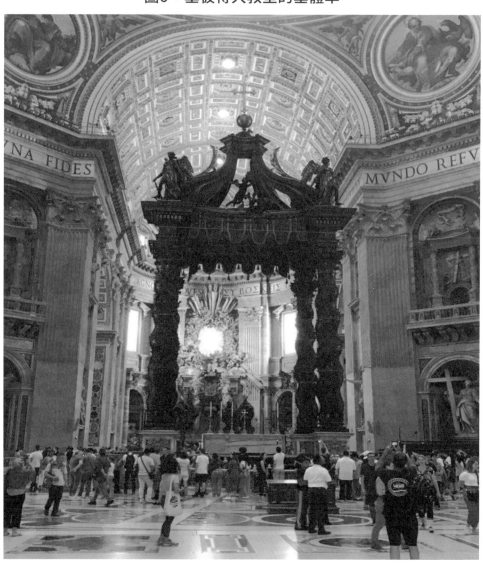

圖7：巴塞隆納聖家堂的誕生立面

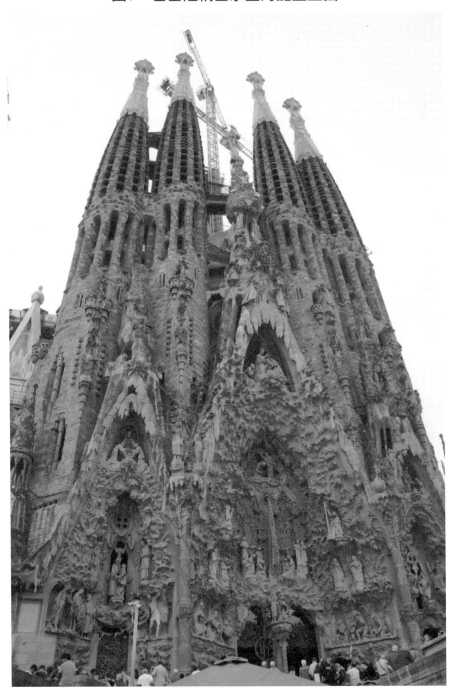

圖8：誕生立面特寫

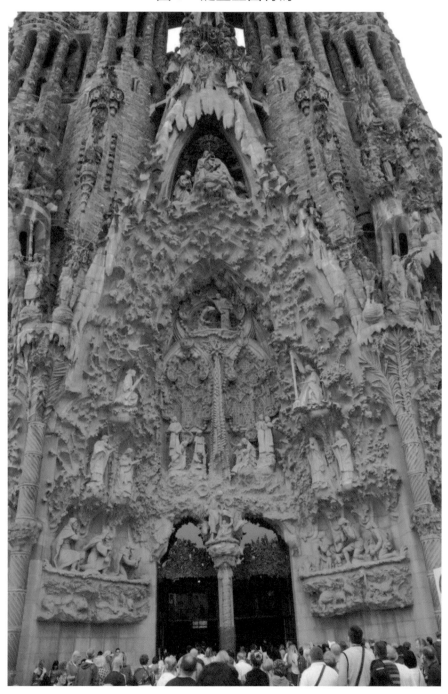

<第 18 次音樂會的附件一>

聖家堂的誕生立面——東

聖家堂東側的「誕生立面」建於 1892-1930 年。高第（1852-1926）在1882 年的 30 歲接任聖家堂。意即，聖家堂最有「高第藝術原味」的建築，是在其有生之年完成東側的誕生立面。餘部分高第建有石膏模型，惜在1936-1939 年的內戰期間受有損害。

誕生立面有四座高塔達有100-110 公尺，下有三座大門由左至右是「望門—愛門（最大）—信門」。中間愛門之上，滿佈耶穌誕生的雕塑，由上而下：

（1）生命之樹＋白鴿。

（2）瑪莉亞的加冕。

（3）天使加百利的報喜（14 芒伯利恆星之上）。

（4）中間愛門之上——耶穌誕生馬槽（聖約瑟在旁）。

（5）四重奏＋小天使歡樂（介於加百利天使與耶穌誕生馬槽之間）。

（6）愛門左側——東方三博士（帶來黃金、乳香、沒藥）。

（7）愛門右側——牧羊人群（有羊有狗，牧羊人與三博士的下段都有動物群）。

（8）望門右側——希律王殺嬰；望門左側——逃往埃及；信門——耶穌是木匠。

（9）大門雕刻——花草上的樹葉、蜻蜓、蟬、瓢蟲、獨角仙、小蜥蜴、蝸牛等。

（10）邊側的棕櫚樹、柱下的烏龜。

（11）在誕生立面旁，側禮拜堂小尖塔頂端上，有橘子、石榴、栗子、蔬菜等蔬果雕塑（蔬果塔）。

由上列可知，耶穌誕生的流程：

1. 生命的起源（生命之樹）→

2. 聖靈（白鴿）＋瑪莉亞 →

3. 天使百加列報喜（又名豎琴海的加利利海，位其左側的拿撒勒，報喜處鬧雙胞，一是天主教的天使報喜堂、一是東正教的聖百加列教堂。）→

4. 耶穌誕生在馬槽，大衛王後裔的約瑟隨侍在旁（伯利恆是約瑟的故鄉，當時羅馬皇帝奧古斯都實施全國人口普查，懷孕耶穌的瑪莉亞隨夫約瑟回鄉，旅舍客滿無處可住，最後誕生馬槽。死海西側的伯利恆，耶穌誕生的馬槽位在「主誕堂的伯利恆之星」處。主誕堂內，設有天主教廳、東正教廳、亞美尼亞教廳，可見耶穌「誕生處」大家的意見一致，不像拿撒勒的「報喜處」鬧雙胞。）→

5. 東方三賢士前來賀喜，牧羊人到處傳喜→

6. 逃往埃及（希律王當時受羅馬帝國封為猶太人區的統治者，聞訊君主誕生（耶穌），下令殺死兩歲以下的嬰兒。）→

7. 拿撒勒是聖母瑪莉亞的故鄉，也是耶穌成長、受教育的地方（學習木工等）。

圖9：聖家堂「杉松森林化」的內殿之一

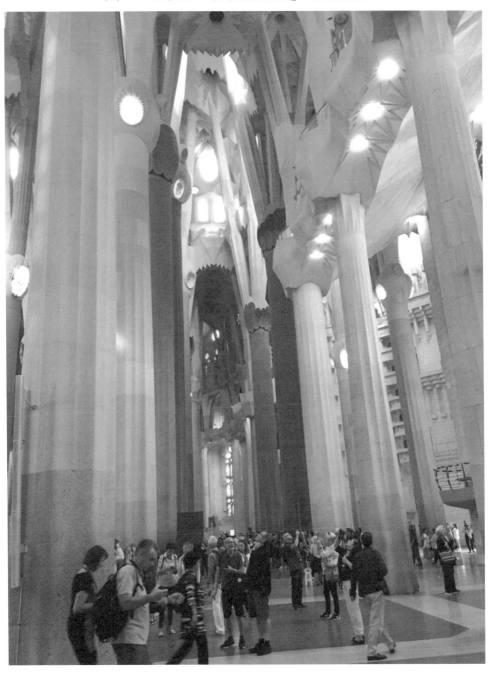

圖10：聖家堂「杉松森林化」的內殿之二

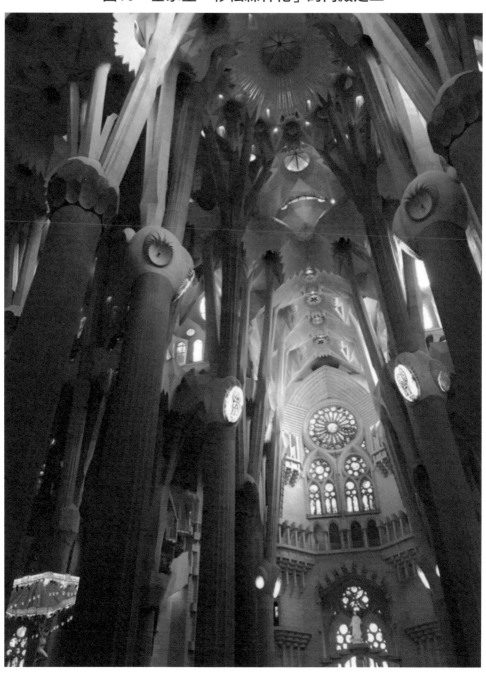

圖11：聖家堂「杉松森林化」的內殿之三

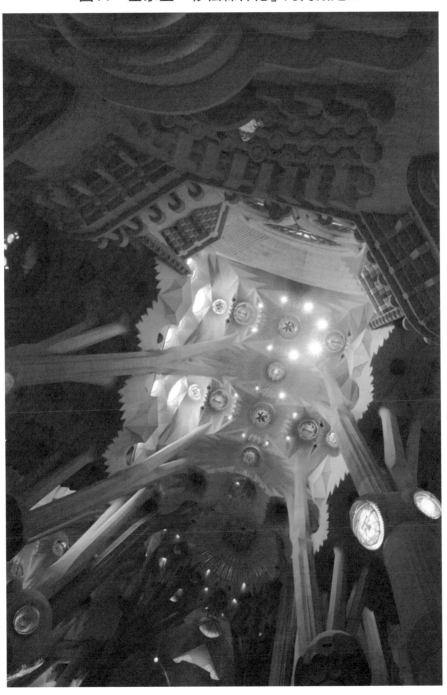

圖12：加拿大蒙特婁的聖母院大教堂外觀

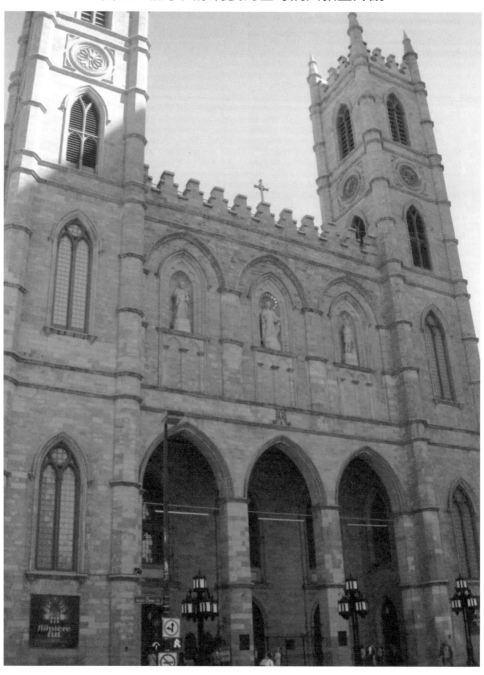

圖13：蒙特婁的聖母院大教堂內殿

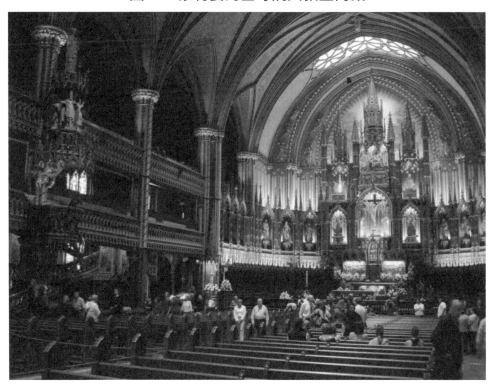

＜第 18 次音樂會的附件二＞

一、義大利是歐洲文明之母

英國人說「義大利是歐洲文明之母」，若以集「建築＋繪畫＋雕塑＋音樂」這文明四柱於一身的教堂而言，可謂之「世界文明也是歐洲的延續」。蓋 1492 年歐洲開啟的全球發現時代，「海上殖民五國＝葡萄牙＋西班牙＋法國＋荷蘭＋英國」，陸續將此文明四柱帶到全世界。

如台灣早期包含總統府等一大票的「辰野金吾式建築群」，與 2015 年啟用、讓許多人有如入境歐洲之感的奇美博物館，不也都屬「歐洲建築文明＝柱＋拱＋塔＋頂」諸元素的顯現。

若以「教堂＝建築＋繪畫＋雕塑＋音樂」文明四柱集於一身為例，上列歌唱第 1 首《聖善夜》的席琳狄翁。其舉辦婚禮於加拿大蒙特婁的「聖母院大教堂」，而北美第 1 大教堂也同在蒙特婁的「聖約瑟大教堂」，1989 年之前更屬全球第二大圓頂的教堂（目前第三大）。

　　當進入始終維持全球最大教堂與最大圓頂的梵締崗「聖彼得大教堂」，眼見教堂內的「上－棚頂穹頂＋中－牆柱窗拱＋下－地板」。呈現有如萬花筒般的裝飾層疊美與無處不有的雕像，在讚嘆、愉悅、喜樂之餘，內心由然轉為欽佩、虔誠、寧靜。這可能也是羅馬教宗們，面臨 1517 年 馬丁路德提出的宗教改革挑戰，除達文西外，將當時「建築＋繪畫＋雕塑」的能手齊聚，把「聖彼得大教堂」與整片的羅馬市區，建設成極盡典雅、漂亮、富麗、堂皇、燦爛的「文藝復興＋巴洛克世界」，走入羅馬似在逛座戶外博物館。

二、羅馬聖彼得大教堂的《葛利果聖歌》——歐洲音樂院校的啟源

　　「聖彼得大教堂＝文明四柱＝建築＋繪畫＋雕塑＋音樂」，在音樂的部分如下。

　　葛利果聖歌，是源於西元 590-604 年在位的教宗葛利果，將當時約 250個教區異常紛亂的教會頌歌，進行收集－整理－修校後，輯成約 3000 首的《葛利果聖歌》，供各地教會統一使用。並將此《葛利果聖歌》，以金鍊繫在「聖彼得大教堂」的祭壇上（聖彼得是基督教的第 1 任教宗）。

　　在基督教世界的教會，這不僅是共用儀式音樂的起點，也是歐洲、後來世界音樂院校的開端（各地教會開始成立聖歌中心教唱）。

　　葛利果聖歌，如東方唸經式的「三單——單調、簡單、單純」，但存有「三靜——平靜、安靜、寧靜」的效果。沒有伴奏、沒有和聲，簡純的單音 獨唱與合唱，也是最早的「a cappella」（無伴奏合唱曲），具中醫第 3 類音樂處方的和祥、寧靜、安鎮效益。2014 年西班牙的聖多明哥本篤會修道院，以 3CD 一套「世紀葛利果」銷售，是

當時唱片銷售量第 1 名、古典音樂榜第 1 名、史上第三張古典唱片進入流行榜單內（累積銷售 500 萬套以上）。

　　直在汲汲講求有所爲的「權貴名利」世界，《葛利果聖歌》或能喚醒內心深處的無所爲而爲。

<第 19 次音樂會>

　　第 18 次音樂會的拙文摘段，提及「義大利音樂＝葛利果聖歌＋宗教音樂＋協奏曲＋歌劇」。第 18 次音樂會的主題，在葛利果聖歌與宗教音樂。今第 19 次在協奏曲，而第 20 次則在歌劇。

　　協奏曲起源於威尼斯樂派，韋瓦第首創「快—慢—快」三樂章式的協奏曲。協奏曲的特色，是「樂器＝樂團」，卽獨奏樂器的地位等於整個樂團。韋瓦第一生譜寫約 450 首協奏曲，獨奏樂器的主角，含蓋小提琴、大提琴、曼陀林、魯特琴、直笛、小號、長笛、短笛、吉他等。是而，韋瓦第被譽稱爲「協奏曲之父」。

　　今談協奏曲與中醫第 3 類音樂劑型的關係，是因三樂章「快—慢—快」的協奏曲，若第二樂章採取的是「行板」或「小行板」或「中板」，則此樂章卽可選爲第 3 類處方之用，如在第 17 次音樂會，莫札特的《C 大調長笛與豎琴協奏曲第二樂章》。

　　第 19 次音樂會，就以下列 4 首不快不慢的協奏曲第二樂章，作爲我們今天的主題。此類不快不慢的第 3 類劑型曲目，適合在用餐或公共場所播放：

　　1.莫札特《第 4 號鋼琴協奏曲第二樂章》

　　2.海頓《小號協奏曲第二樂章》

　　3.韋瓦第《G 大調雙曼陀林協奏曲第二樂章》

　　4.聖桑《第 3 號小提琴協奏曲第二樂章》

附註：

　　維特魯威與帕拉迪奧，是最影響歐洲建築的兩位建築大師。達文西的《維特魯威人》（圖1），現為威尼斯學院美術館的鎮館之寶，也廣受 雜誌書刊封面的引用。「聖馬可廣場＋安康聖母教堂＋聖喬治馬焦雷教堂」（各如圖 2-4、圖 5-7、圖 8-10），是到威尼斯旅遊的三角王點。「聖喬治馬焦雷教堂」，就屬帕拉迪奧最出名的作品。

　　帕拉迪奧的建築作品，以典雅、均衡、秩序、唯美著稱。英國現代作曲家卡爾詹金斯，對於帕拉迪奧的建築特點有感而發，以威尼斯大協奏曲型式，譜成在古典音樂罕見的「建築音樂化」樂曲《帕拉迪奧》。今我們以討論義大利的威尼斯協奏曲為主題，特將《帕拉迪奧》介紹給大家：

　　第一樂章 3'38

　　第二樂章 5'42

　　第三樂章 7'00

　　再順附一提，世界文化遺產的標誌為「內方外圓」（圖11），「方」是指人類文化、「圓」代表地球自然，中華文化也有「天圓地方」之說。唯達文西於 500 多年前嵌入「方圓之中」的《維特魯威人》，是否也為世界遺產的標誌所引用？

圖 1：達文西的《維特魯威人》

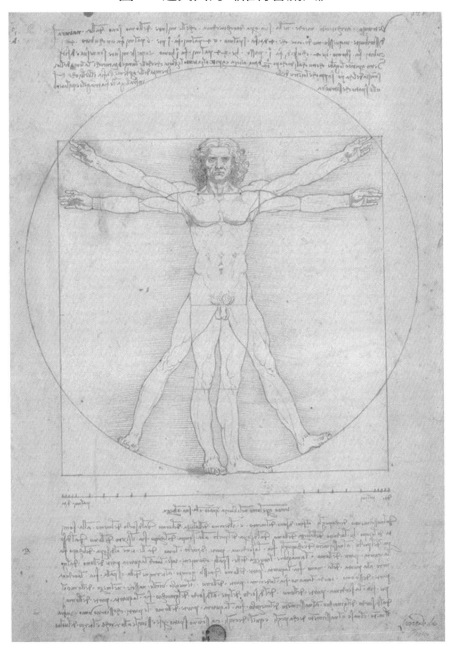

出處：義大利威尼斯學院美術館官網
http://www.gallerieaccademia.it

圖2：聖馬可廣場的大鐘樓

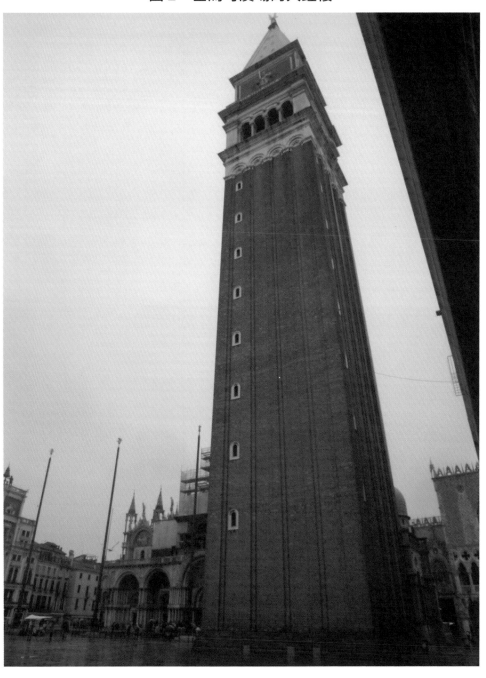

圖3：十八世紀威尼斯旅遊代言人——卡納雷托的《威尼斯總督宮》

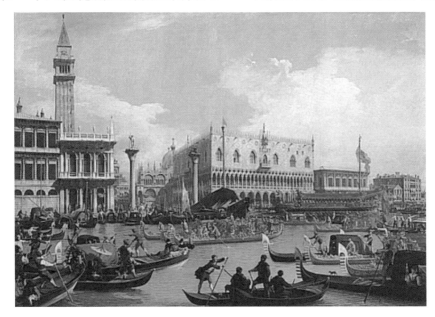

公有領域
來源：維基百科 https://www.wikiwand.com
由 迦納萊托 - mwEV7sO9uSFCpw — Google 藝術與文化, 公有領域
https://commons.wikimedia.org/w/index.php?curid=22572210

圖4：聖馬可廣場空拍圖（當地明信片）

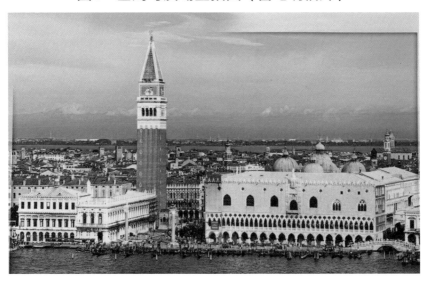

圖5：雨中的安康聖母教堂（後是聖馬可廣場大鐘樓）

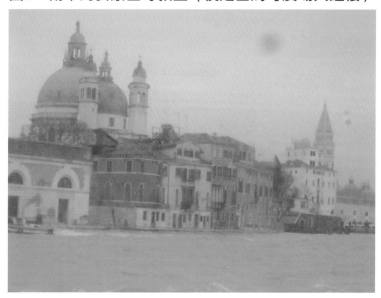

圖6：卡納雷托的《大運河入口》（左是安康聖母教堂）

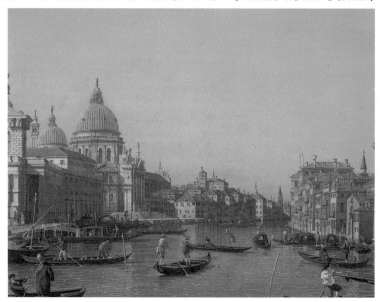

圖7：安康聖母教堂（明信片——大運河）

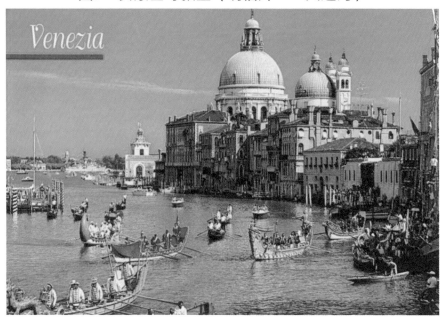

圖8：雨中的聖喬治馬焦雷教堂

圖9：聖喬治馬焦雷教堂的正立面（維基百科）

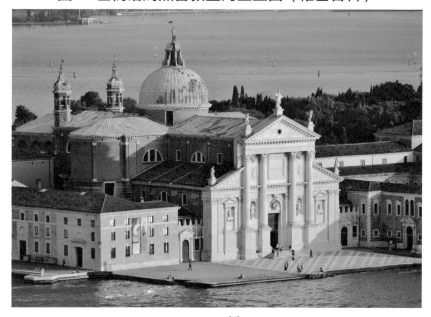

Zairon攝

圖10：遠照的聖喬治馬焦雷教堂（當地明信片）

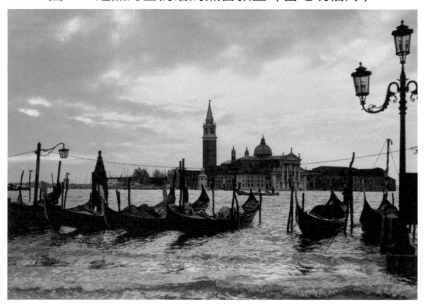

圖 11：世界文化遺產的標誌

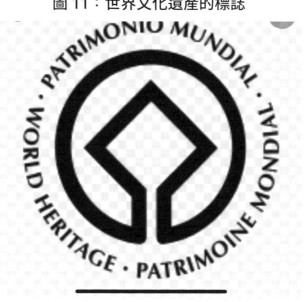

<第 20 次音樂會>

　　今第 20 次音樂會，我們以歌劇的詠嘆調為主題。歌劇起源於 1600 年的佛羅倫斯，全球的歌劇作曲家也以義大利為多。譜寫歌劇堪稱不易，在 18-19 世紀的「音樂之都——維也納」，作曲家之間傳有「譜寫歌劇斷功力」的潛規則。

　　「歌劇＝歌（音樂）＋劇（戲劇）」，不外描述愛情、親情、友情、國情。歌劇在音樂的部分，含「序曲（前奏曲）→宣敘調→詠嘆調→間奏 曲→重唱曲→合唱曲」這六類。而詠嘆調的獨唱訴懷，最能表現音樂情境，多屬中醫第 3 類與第 4 類音樂劑型的曲目。

　　與女兒合著的「義大利在《中醫的琴畫旅遊處方》」，簡易介紹義大利 12 位歌劇作曲家、共有 43 齣作品的內容。「愛情一籮筐」這個主題情節，幾乎貫穿古今歌劇的內容，可謂是「歌劇＝愛情一籮筐」。

　　茲以下列 6 首詠嘆調（比才的重複），作為第 20 次的主題曲目。並提供與女兒合著的歌劇摘段附件，給大家參考（此後衛武營歌劇廳、或媒體報導有義大利歌劇名稱時，亦可對照之）：

　　1.莫札特《費加洛婚禮》的「愛情為何物」

　　2.比才《卡門》的「愛情是隻任性的鳥兒」

　　3.韓德爾《里納多》的「讓我哭泣」

　　4.貝利尼《諾瑪》的「聖潔女神」

　　5.比才《採珠人》的「我想我還是聽見了」

　　6.韋柏《歌劇魅影》的「你是我的一切所求」

　　7.比才《卡門》的「愛情是隻任性的鳥兒」

臨床應用：

中醫音樂治療的三法＝「自療法＋陰陽法＋五行法」，是依據患者出現的精神情緒與生理症狀而定。如簡小姐來診主訴，經常心煩、總

是快樂不起來、懶倦、易累等症狀，開給簡小姐聆聽的處方，以第 1 類的肝劑曲目爲先（以陽治陰法=陽性曲目→陰性情緒）。

另如林女士主訴容易焦慮、容易緊張、全身痠痛、睡眠品質不佳、偶出現急躁憤怒等症狀。開給林女士的處方中，以第 4 類與第 5 類的曲目，對精神情緒的安定效益最佳（以陰治陰＋以陰治陽法=陰性曲目→陰性 情緒＋陽性情緒）。

實者，今我們討論的第 3 類劑型，對上列兩例的症狀，皆起有安定、平靜、緩和的效果。可在任何治療期間，插放第 3 類劑型曲目。或因患者不同時段，出現症狀有變時（慢性情緒困擾的患者，情緒容易受外來因素如他人、氣候，或內在的身心因素而瞬間伏動），可適時以第 3 類曲目爲主。亦卽，第 3 類的劑型曲目，對陰性與陽性的負面情緒群，同時具有調理效應。

<第 20 次音樂會的附件>

　　茲將義大利共 12 位歌劇音樂家，與其共 43 齣作品的內容，依其年代遠近簡列如下「1 蒙台威爾第→2 羅西尼→3 董尼才悌→4 貝里尼→5 威爾第→6 龐開利→7 包益多→8 馬士卡尼→9 雷翁卡瓦洛→10 喬大諾→11 普契尼→12 齊雷亞」。尤其「愛情一籮筐」，這個主題情節，幾乎是貫穿古今歌劇的內容。

1、蒙台威爾第（1567-1643）

（1）《奧菲歐》：「親情」——奧菲歐獨至地獄，救其妻尤莉蒂采。

（2）《波佩亞的加冕》：「愛情」——羅馬皇帝尼祿，與其將軍奧特納之妻波佩亞間的愛情。

2、羅西尼（1792-1868）

（1）《阿爾及利亞的義大利女郎》：「愛情＋國情」——伊莎貝拉與林德羅之間。

（2）《塞維里亞的理髮師》：「愛情」——理髮師費加洛牽線，伯爵阿瑪維瓦與羅西娜之間的愛情。如「中醫 1 之 19 號處方」的第 7 曲《好事者之歌》，充滿著逗趣、幽默、爽朗的旋律（第10次音樂會附件二）。

（3）《辛蒂蕾拉》：「愛情」——由朝臣阿里德羅與唐第尼牽線，受虐女辛蒂蕾拉與王子之間的婚事（改編自《灰姑娘》，但以手鐲易玻璃鞋）。

（4）《塞米拉密德》：「國情」——奸臣阿舒爾與王后塞米拉密德，密謀毒殺國王。最後，王后被誤殺、奸臣被捕。

（5）《威廉泰爾》：「愛情＋國情」——瑞士長老之子阿諾與奧地利公 主瑪蒂德的愛情，威廉泰爾與瑞士同盟的國情（抵禦奧地利統治）。

3、董尼才悌（1797-1848）

（1）《愛情靈藥》：「愛情」——農村青年聶莫里諾與地主女兒阿迪娜之間的愛情。

（2）《拉美墨的露琪亞》：「愛情＋國情」——露琪亞與艾嘉多的愛情 悲劇（蘇格蘭的真實劇情）。

（3）《連隊之花》：「愛情」——托尼歐與瑪麗亞的愛情。

（4）《寵妃》：「愛情」——國王的愛妾蕾歐諾拉，與修道士費南多之間的戀情。

（5）《唐帕斯桂雷》：「愛情」——老富翁帕斯桂雷的姪子艾倫斯特，與年青寡婦諾莉娜之間的愛情。

4、貝里尼（1801-1835）

（1）《凱普萊特與蒙太奇》：「愛情」——發生在義大利維洛納，羅密歐與茱麗葉的殉情。

（2）《諾瑪》：「愛情」——違反教規的法國女祭司長諾瑪，與統治的羅馬將領波里奧內，偷生二子。波里奧內又偷情另一年輕女祭司，並想帶阿達綺莎回羅馬時被抓，諾瑪逮捕波里奧內一起獻祭雙亡。

（3）《夢遊女》：「愛情」——夢遊女艾明娜與艾維諾，訂婚→誤會→冰釋的過程。

（4）《清教徒》：「愛情」——城主女兒艾薇拉與皇軍騎士阿杜羅，結婚→誤會→冰釋的過程。

5、威爾第（1813-1901）

（1）《拿布果》：「國情」——被囚的希伯來人稱頌上帝耶和華，重回以色列、重建神殿（舊約聖經改編）。「中醫1之20號處方」的第7曲，《希伯來奴隸大合唱》唱出對故鄉的思懷與願景（第10次音樂會附件三）。

（2）《艾納尼》：「愛情＋友情」——貴族的山賊領袖艾納尼與艾薇拉的愛情，艾薇拉與西爾瓦之間的糾葛，艾納尼與西爾瓦之間的友情約定， 最後艾納尼因約定自盡、艾薇拉昏迷

倒地（改編雨果小說）。

（3）《馬克白》：國情（權力與統治）——「馬克白＋馬克白夫人」共謀弑君→馬克白夫人夢遊、精神錯亂→馬克白被馬克達夫打敗（改編莎士比亞原著）。

（4）《弄臣》：「愛情＋德義之情」——曼托瓦公爵風流成性、駝背的弄臣李哥萊特嘲笑成性，公爵拐騙弄臣女兒吉兒達感情，弄臣請殺手殺公爵，竟誤殺吉兒達（改編雨果小說）。「中醫1之20號處方」的第4曲，《善變的女人》旋律雖是暢快，唯似屬當時年代「大男人」的偏見（第10次音樂會附件三）。「《弄臣》＋《遊唱詩人》＋《茶花女》」，被譽稱爲威爾第在中期的三大歌劇。

（5）《遊唱詩人》：「愛情＋親情（兄弟）」——盧納伯爵一來受父命找尋弟弟、二來愛上女官蕾歐諾拉，但蕾歐諾拉愛的是遊唱詩人曼利可（伯爵之弟但雙方未識）。伯爵藉機抓曼利可入獄並上火刑台，蕾歐諾拉與伯爵約定，以身相許交換曼利可（暗已服毒藥）。最後，曼利可與蕾歐諾拉雙亡，而曼利可卻是伯爵之弟（改編自西班牙戲劇）。

（6）《茶花女》：「愛情」——茶花女薇奧莉塔與富農之子阿弗列相愛，茶花女變賣珠寶過活。阿弗列父親傑蒙私訪茶花女，因門風苦勸茶花女遠離阿弗列。因誤會，茶花女寡歡、臥病、身亡，阿弗列懊惱不已，怪罪父親的不是（改編小仲馬小說）。「中醫1之19號處方」的第3曲，《飲酒歌》的歡聚、酒酣與快暢（第10次音樂會附件二）。

（7）《假面舞會》：「愛情」——總督李卡德，與秘書雷納多的妻子阿美莉亞之間的關係（改編自瑞典國王古斯塔夫三世的暗殺事件）。

（8）《命運之力》：「愛情」——侯爵反對，公主蕾歐諾拉與印加血統的阿瓦羅相愛，阿瓦羅誤殺侯爵。耐不住侮辱的阿瓦

羅，又刺中公主的兄長卡羅（卡羅一心爲報父仇），卡羅臨死前刺殺其妹。蕾歐諾拉死前對阿瓦羅說，「我在天堂等你」（應俄羅斯聖彼得堡皇家歌劇院之邀譜寫）。

（9）《唐・卡羅》：「國情＋親情＋愛情」——西班牙王子唐卡羅與法國公主伊莉莎白已訂婚，突然伊莉莎白被變更爲唐卡羅父王菲利普二世的皇后。兩人懊惱苦痛，伊莉莎白與唐卡羅二重唱，「誓在天堂相愛」（改編席勒原著）。

（10）《阿伊達》：「愛情＋國情」——埃及統帥拉達梅斯，深愛女奴阿伊達（實爲衣索匹亞公主）。埃及公主安奈莉絲，深愛拉達梅斯。拉達梅斯遠征衣索匹亞，逮回阿伊達父王阿摩那斯羅。拉達梅斯被控叛國，安奈莉絲要拉達梅斯忘記阿伊達即可活命。最後，拉達梅斯被判活埋，阿伊達潛入地牢，二重唱「雙雙不變的愛情，期在天堂結合」（爲慶祝蘇伊士運河開通、新建開羅歌劇院受邀譜寫）。「中醫 1 之 19 號處方」的第 4 曲，《阿依達大進行曲》的慶賀、榮耀與燦爛（第 10 次音樂會附件二）。

（11）《奧賽羅》：「夫妻情＋友情＋長官部屬之情」——總督奧賽羅提拔副官卡西歐，因侍從亞果未能如願升副官的不悅，憤而設計總督妻黛絲德摩娜與卡西歐的「假私情」。最後，總督奧賽羅因中計有愧而自殺、跪在黛絲德摩娜身旁氣亡（改編莎士比亞原著）。

（12）《法斯塔夫》：「人間性情」——風流成性的法斯塔夫，同時寫情書給福特夫人艾莉潔與佩吉夫人梅格，最後卻反被抓弄一番，眾人唱出「人世間只是一場遊戲」（改編莎士比亞原著，這是威爾第最後一齣歌劇）。

6、龐開利（1834-1886）

（1）《喬宮坦》：「愛情」——巴納巴追求喬宮坦不成，極力報復「喬宮坦＋恩佐」這對情人使得恩佐被捕。喬宮坦請巴納

巴若救出恩佐，將以身相許。最後，巴納巴要喬宮坦履行諾言，喬宮坦說「我將身體給你」，隨之自殺。

7、包益多（1842-1918）

（1）《梅菲斯特》：「愛情」——浮士德與魔鬼梅菲斯特簽約，以靈魂交換失去的青春，分別取得與瑪格麗特、海倫兩段愛情。（包益多幫威爾第，操刀最後的兩部歌劇——《奧賽羅》與《法斯塔夫》。）

8、馬士卡尼（1863-1945）

（1）《鄉間騎士》：「愛情」——杜利多的舊情人蘿拉已嫁作人妻，鄉村姑娘桑杜莎，一來向杜利多的母親哭訴「杜利多拋棄她，與蕾拉在一起」；二來向馬車夫阿菲歐控訴，阿菲歐誓要替桑杜莎報仇。杜利多依鄉間騎士的規則，咬阿菲歐的耳朵，表示決鬥，最後杜利多身亡（改編寫實派作家威爾嘉同名小說）。「中醫1之18號處方」的第18曲，《鄉間騎士間奏曲》的柔美、抒情、優雅（第10次音樂會附件一）。

9、雷翁卡瓦洛（1857-1919）

（1）《丑角》：「愛情」——丑角托尼歐，愛上團長卡泥歐的妻子妮達，唯妮達實際上預備與鄉村青年席維歐私奔。妮達向席維歐說，「從今晚起，我就永遠屬於你」。懷恨的托尼歐，通報卡泥歐，妮達與席維歐雙亡（實情與劇情重疊）。「中醫1之18號處方」的第16曲，《穿上彩衣》的悲傷、哀悼、哭泣（第10次音樂會附件一）。

10、喬大諾（1867-1948）

（1）《安德烈‧謝尼耶》：「愛情＋國情」——法國大革命期間，詩人安德烈與伯爵千金達蕾娜相愛，安德烈因「幫助反對人士逃亡」被捕。安德烈被判死刑，達蕾娜決心與安德烈共赴黃泉，歌唱「永恆的愛」並同喊「死是榮耀的」。

11、普契尼（1858-1924）

（1）《馬儂雷斯考》：「愛情」——老富翁好色之徒的傑隆特，垂涎馬儂美色設計拐走未果。年輕騎士德格魯與馬儂相愛私奔，不料貧窮不繼，馬儂成爲傑隆特的情婦。馬儂生活富裕但生活空虛，與德格魯復合後，傑隆特報警偷竊、馬儂將被驅逐出境前往美國。德格魯願隨行服勞役，到美國幾經波折，誓言相愛，飢寒交迫的馬儂死在德格魯懷裡。「中醫1之19號處方」的第15曲，《孤獨、迷失、被棄》的苦痛哀傷（第10次音樂會附件二）。

（2）《波西米亞人》：「愛情＋友情」——巴黎拉丁區，a「詩人魯道夫＋畫家馬傑羅＋音樂家蕭納爾＋哲學家柯林」四位年輕人的友情；b「詩人魯道夫＋女工咪咪」之間的愛情；c「馬傑羅＋舊情人慕塞塔」，與蕭納爾、柯林，同深愛咪咪的魯道夫一樣，照護著咪咪。「中醫1之19號處方」的第17曲，《我的名字叫咪咪》的柔情、纖細與愛憐（第10次音樂會附件二）。

（3）《托絲卡》：「愛情＋國情」——正當拿破崙與奧義聯軍戰爭期間，畫家卡瓦拉多西與歌手托絲卡相愛。卡瓦拉多西將舊識的政治逃患安傑羅第，藏匿在花園古井。警察總監史卡畢亞已垂涎托絲卡甚久，安排拷問卡瓦拉多西，讓托絲卡說出安傑羅第的藏匿處。史卡畢亞藉能爲「卡瓦拉多西＋托絲卡」安排好處爲由，預對托絲卡施行慾望。不料，托絲卡刺之，在情人被槍殺後，也跳樓自殺。「中醫1之19號處方」的第13曲，《爲了藝術爲了愛》的端正、愛護、安和（第10次音樂會附件二）。

（4）《蝴蝶夫人》：「愛情」——美國海軍軍官平克頓與蝴蝶夫人婚禮後三年，平克頓回美國、蝴蝶夫人生下鈴木。一來平克頓寫信給美國在日本領事夏普列斯轉告已再婚、二來平克

頓偕再婚婦人到日本，蝴蝶夫人跑離現場，「鈴木＋夏普列斯」淚流滿面。最後，蝴蝶夫人自殺。

（5）《西部姑娘》：「愛情」——繼承父親強盜事業的強森，與在美國西部小鎮的酒店女主人咪妮相愛。垂涎咪妮的警長蘭斯，率眾逮捕強森，咪妮請求看在之前款待大家的份上，能否網開一面？最後，相愛的咪妮與強森感謝大家。

（6）《外套》：「夫妻情或愛情」——船長米凱列與妻子喬治塔不慕，喬治塔與路易吉互訴愛情。兩人幽會，路易吉將米凱列的煙斗點火，誤爲是喬治塔的信號。最後，被米凱列勒死蓋上外套。

（《外套》→《修女安傑莉卡》→《強尼史基基》三部曲歌劇，是普契尼仿但丁《神曲》的「地獄篇→鍊獄篇（淨界）→天堂篇」而作。）

（7）《修女安傑莉卡》：「親情」——名門貴族的安傑莉卡未婚生子，7 年前被送進修道院。從伯母伯爵夫人來訪得知，2 年前兒子因傳染病已逝。安傑莉卡喝毒藥，並求寬恕，斷氣前聖母顯靈帶其子偎在身邊。「中醫 1 之 18 號處方」的第 17 曲，《沒有媽媽在身邊》的寂寥、哀愁、傷痛（第 10 次音樂會附件一）。

（8）《強尼史基基》：「親情＋愛情」——李奴喬與勞蕾塔相愛，勞蕾塔甚至對父親強尼史基基說「不能與李奴喬結婚，將跳河自殺」。強尼史基基只好幫忙李奴喬，將其親戚布歐索原要捐給修道院的遺產，順勢取巧的自己成爲受益人。「中醫 1 之 18 號處方」的第 11 曲，《親愛的父親》的愛護、慈祥、寬待（第 10 次音樂會附件一）。

（9）《杜蘭朵》：「愛情」——已有 13 位王子，猜不出杜蘭朵的三道謎題被處死。韃靼國王子卡拉富，雖在國王鐵木兒、婢女柳兒、與三位大臣的極力勸止，仍不改懼色的答對謎

題。不料，杜蘭朵毀約，卡拉富反問「天亮前猜不出我的名字，妳就須履約」。城裡整夜不眠，柳兒被杜蘭朵拷打逼問姓名未果，並說「能熬受的力量來自愛情」。最後，杜蘭朵宣佈說「他的名字叫愛情」。

12、齊雷亞（1866-1950）

（1）《阿麗安娜》：「愛情」——舞台總監米修內垂涎劇院台柱阿麗安娜，但阿麗安娜暗戀毛利齊歐（為人不知的薩克森伯爵）。毛利齊歐因布伊雍公爵夫人的暗助薩克森，與之約會。阿麗安娜與公爵夫人兩位情敵，幾經互槓。最後，公爵夫人將混有毒藥的乾燥花，送給阿麗安娜騙說「這是毛利齊歐送的」，阿麗安娜毒發身亡在毛利齊歐懷裡。

五、第 21 次至第 24 次音樂會→討論第 4 類音樂劑型

<第 21 次音樂會>

今我們俱樂部第 21 次音樂會的主題，開始以中醫第 4 類音樂劑型的曲目。凡屬悲傷悲痛、哀愁哀悼、憂怨鬱悶、失意失落、悽涼悽美、蒼桑蕭瑟、悲壯、緬懷、無望、無聊等「陰性情緒群」的音樂曲目，皆屬中醫的第 4 類劑型。

同之前所述，「標題＋情境＋速度」，是判讀音樂劑型的元素。以標題言之，第 4 類劑型屬於中醫的肺劑，「憂悲」的情緒屬於中醫的肺臟，此其一；加拿大聖佛羅倫斯河從蒙特婁至魁北克，在秋楓的紅橙黃畫帶令人忘返，唯「秋的蕭瑟蕭殺」卻屬中醫四季醫學的特點，此其二。

綜言之，「悲＋哀＋葬＋殤＋悼＋離＋淚＋鬱＋苦＋孤＋寂＋悽」等，皆屬中醫第 4 類音樂劑型常見的標題。今以此「標題」為主的第 4 類曲目，茲舉15 首、唯只放播前 6 首：

1.莫札特《悲哭的日子》（d 小調安魂彌撒曲）

2.巴哈《與我同悲》（聖馬太受難曲）

3.蕭邦《離別曲》

4.徐家良《殤》

5.奧芬巴哈《傑奎琳的眼淚》

6.魯多維科伊諾第《北極悲歌》

7.阿雷格里《求主垂憐》

8.拉威爾《悼念死公主的孔雀舞曲》

9.佛瑞《悲歌》

10. 德布西《枯葉》

11. 皮耶佐拉《秋天》

12. 米堯《秋》
13. 柴可夫斯基《第 6 號交響曲第四樂章》（《悲愴》）
14. 貝多芬《第 3 號交響曲第二樂章》（《送葬進行曲》）
15. 蕭邦《第 2 號奏鳴曲第三樂章》（《送葬進行曲》）

附註：

在我們第 11 次音樂會，提過患有多重硬化症、被稱「最偉大女大提琴演奏家」的杜普蕾。第 4 首徐家良的《殤》，在網路被誤傳「是由杜普蕾所演奏」，今《殤》的影片已於片頭澄清。唯第 5 首奧芬巴哈的《傑奎琳的眼淚》，卻是杜普蕾生前最喜愛演奏的一首。

比較特別的是，淒美淒涼的第 6 首魯多維科伊諾第《北極悲歌》，遠到「地球最近北極城市 —— 挪威朗壹鎮（長壽鎮 Longyearbyen）」的西北側，斯匹次卑爾根半島的瓦朗格冰川拍攝。這個冰川的外觀，有似阿根廷的莫雷諾冰川。由於地球暖化，多數冰川已縮小或融解，如冰島首都雷克雅維克附近「ok 冰川的告別式」。另如近日媒體報導格陵蘭冰原的融化嚴重，有可能讓海平面上升 7 公尺。

而全球最有名的個案，是冰島多部電影的拍攝地 ——「傑古沙龍冰川湖」。在 1985 年羅傑摩爾拍攝「雷霆殺機 007」時，冰川湖的冰山塊碩大又密集（圖 1-2），如今親臨現場冰山塊已稀疏，且冰川湖已漸擴大（圖 3-4）。不似全球少數幾座活冰川之一的「莫雷諾冰川」，也是全球內陸地區唯一可見冰棚冰蓋的世界自然遺產，每年仍不斷的往前成長（圖 5-6）。

圖1：《雷霆殺機》影片——碩大密集的傑古沙龍冰川湖冰山塊之一

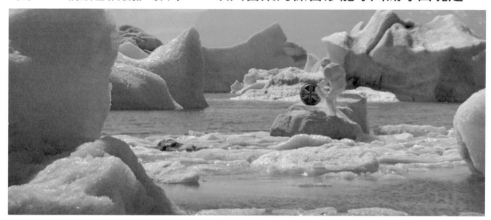

圖2：《雷霆殺機》影片——碩大密集的傑古沙龍冰川湖冰山塊之二

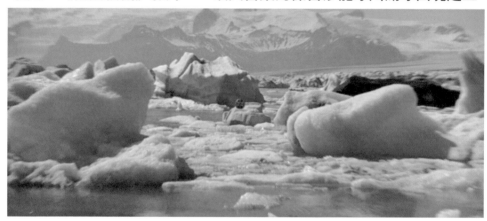

圖 3：現場拍攝——傑古沙龍冰川湖稀少的冰山塊之一

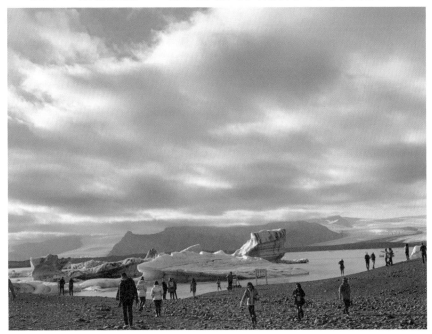

圖4：現場拍攝——傑古沙龍冰川湖稀少的冰山塊之二（冰川湖水擴大）

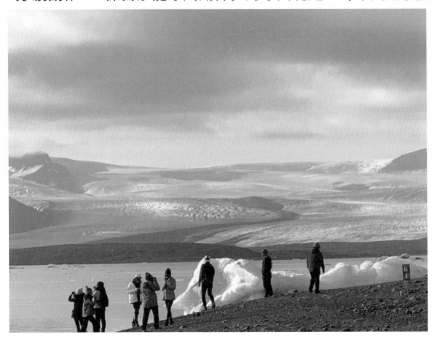

圖5：全球少數幾個活冰川——阿根廷的莫雷諾冰川

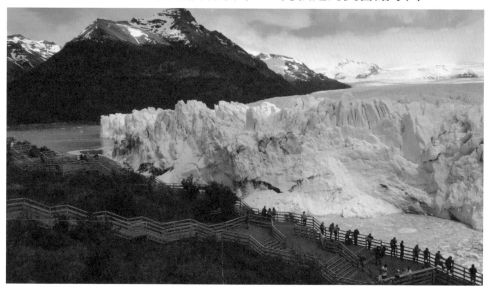

圖6：莫雷諾冰川——全球內陸地區唯一可見冰棚冰蓋的世界自然遺產

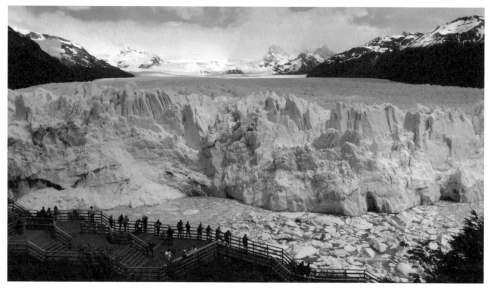

<第 22 次音樂會>

　　我們第 21 次音樂會，已取之中醫第 4 類音樂劑型的「標題」。今第 22 次的音樂會，以「情境」來描述第 4 類的音樂劑型，舉凡戲劇、歌劇、電影等的情境，表達中醫第 4 類音樂劑型的曲目皆屬之。第 23 次的音樂會，顯示第 4 類劑型者，則在「速度」。

　　如下所例，聆聽六首中醫第 4 類音樂劑型的「情境」曲目（第 2-3 首重複）：

1. 約翰威廉斯《辛德勒名單的主題曲》
2. 安德魯韋伯《盼你仍在我身邊》（歌劇魅影的女主唱——沙拉布萊曼）
3. 安德魯韋伯《盼你仍在我身邊》（安德列瑞歐「約翰史特勞斯管弦樂團」的女主唱——Mirusia）
4. 普契尼《沒有媽媽在身邊》（歌劇《修女安傑莉卡》的詠嘆調）
5. 埃尼歐莫里康《你的愛》（《狂沙十萬里》配樂）
6. 漢斯季墨《我們自由了》（《神鬼戰士》配樂）
7. 皮耶佐拉《遺忘》（《亨利四世》配樂）

附註：

　　（1）二戰期間，盟軍從諾曼第登陸。美軍一路攻入波蘭的奧斯威辛集中營，感嘆言：「人類怎會出現這種殺人魔」。殺人魔希特勒，二戰期間殺死猶太人六百萬。在《辛德勒的名單》演奏影片中，哭泣的英國號女吹奏者 Davida Scheffers，因患有神經退化疾患觸景感傷，台上的同事與台下的女兒，也一起觸動。

　　（2）《盼你仍在我身邊》的歌劇魅影劇段，是劇中女主角想念已逝父親，至父親墳前尋求依慰。《歌劇魅影》劇中的女主唱音域，是作曲家安德魯韋伯為妻莎拉布萊曼而設（莎拉布萊曼將於 12 月來台演唱）。現影片「約翰史特勞斯管弦樂團」的女主唱 Mirusia，之前福鎮

曾經稱讚其美聲。

《辛德勒的名單》主題曲與《盼你仍在我身邊》，皆溢滿著失親思親的曲味。

（3）《狂沙十萬里》，由匈牙利卡緹卡伊雷妮主奏的「特雷明琴」，是最早的電子樂器。也是唯一身體無需接觸即可演奏的樂器，即「以空氣當琴鍵」。

匈牙利多才多藝的才女卡緹卡伊雷妮，我們在第 3 次音樂會，聽過她的義大利民歌《藍精靈》。第 14 次音樂會聽過她演奏高沙可夫的《大黃蜂》，最後也讓我們再回味一下這兩首。

（4）雖名之為《我們自由了》，卻屬神鬼戰士在競技場的死傷所得——「在競技場裡染紅的自由」。當時電影結束片尾聆聽此曲，更覺悽美到 不想離開電影院。

與之第 1 首討論 600 萬猶太人被殺巧合的是，電影《神鬼戰士》的主演地——「羅馬競技場」，係在提托皇帝任內完工（AD80年）。神鬼戰士的這首《我們自由了》，是用猶太希伯來語演唱。以色列被滅國與猶太人最大量的流亡，始自西元 66-135 年間，共兩次與羅馬帝國的對抗、戰爭：

A 第 1 次戰爭是 66-73 年，由當時尚未上任皇帝的提托主導。結果導致第二聖殿被毀，只剩現在猶太人朝拜的「西牆」。

B 第 2 次戰爭在 131-135 年，是由哈德良皇帝主導，單這次死亡的猶太人超過 50 萬。

一是猶太人傾巢流亡、一是被羅馬帝國驅逐，以色列從此滅國。流亡歷經 1800 多年，直至西元 1948 年再回到所謂的「流奶與蜜之地」建國。

（5）《遺忘》，似在哀悼巴黎 1572 年「聖巴托羅謬之夜」死傷無數的新教徒。也在告誡「宗教＋政治＋種族」等對立的衝突，如最近俄羅斯侵佔烏克蘭、如台灣國內積存的政治偏執形成「仇恨之島」。這將與地球暖化一樣，同屬人類生存的兩大危機。

<第 23 次音樂會>

今 23 次音樂會，我們以「速度」來聆聽，中醫第 4 類音樂劑型的曲目。音樂是速度的藝術，依速度而言，第 1-2 類的音樂劑型以「快板－急板」為主，第 3 類的音樂劑型以「行板－中板」為主，第 4-5 類的音樂劑型以「緩板－慢板」為主。

如下所例七首，皆屬第 4 類音樂劑型的大曲。可先聆聽前二首，有空時再聽其他：

1. 羅德利果《阿蘭輝茲吉他協奏曲第二樂章》
2. 巴伯《弦樂慢板》
3. 貝多芬《第 3 號交響曲第二樂章》
4. 柴可夫斯基《第 6 號交響曲第四樂章》
5. 德弗札克《第 9 號交響曲第二樂章》
6. 馬勒《第 5 號交響曲第四樂章》
7. 阿爾比諾尼《慢板》

附註與臨床應用：

（一）有人誤以為「阿蘭輝茲」是人名，實者不僅是地名，也屬西班牙的阿蘭輝茲行宮，更是歐洲最大人工培育林的所在地。

西班牙由南而北，有「一條縱線皇城＝托雷多→馬德里→塞哥維亞」，皆屬 16 世紀之前已建立。介於 1088-1561 年舊首都的托雷多，與新首都馬德里之間的阿蘭輝茲，有「小凡爾賽宮」之稱，亦在 16 世紀之前已蓋建（1561 年菲利普二世遷都至馬德里，但其父卡洛斯一世已於 1523 年在托雷多的東北側，建築阿蘭輝茲行宮）。

羅德利果 1933 年 31 歲時，偕同鋼琴家太太來此度蜜月。1936-1939 年西班牙內戰期間，譜寫《阿蘭輝茲協奏曲》時，適逢愛女過世。第二樂章的開頭，被選當作「阿蘭輝茲市整點報時樂鐘」。1991 年羅德利果獲頒「阿蘭輝茲花園勳爵」，其後代皆屬世襲的西班牙皇室成員。

（二）經典戰爭片《前進高棉》上映，巴伯的《弦樂慢板》被引用為該片的配樂。影片配樂的表演地，是在歐洲三大皇宮之一「維也納熊布朗宮」的後花園（全球最大樓閣），由影片可見有滿坑滿谷的愛樂者。

《弦樂慢板》，是巴伯最有名的作品，始自甘乃迪總統的葬禮配樂。此後，慣例在多名總統的葬禮引用，也被如《前進高棉》等多部描繪死傷悲痛的電影配樂。

《弦樂慢板》曾被評為「最悲傷的樂曲第一名」，唯巴伯較不悅此曲常被引為葬禮配樂。因巴伯譜寫此曲的原意，並非為葬禮之用，而是依詩人的農事詩有感譜成，是一首「文學音樂化」的作品。

（三）音樂的身心效應，是源之對「腦中樞與三大調控系統」這條軸線的刺激與調節。第 4 類劑型的曲目，多數可降低腦部貝他波的活躍、抑制交感神經的過度興奮。唯如陳女士在面臨「職場壓力＋家庭壓力＋娘家壓力」三頭燒，憂鬱症來襲時，總在聆聽第 4 類曲目後，得到情緒的緩和與平靜。這以陰性劑型曲目治療陰性情緒的模式，可稱為「以陰治陰」的同質法，此其一。

第 4 類劑型的應用，如同屬陰性劑型的第 5 類曲目一樣，甚至可再聯合中庸曲目的第 3 類劑型。針對臨床中老年人最常見的睡眠障礙，由睡前兩小時的「音樂按摩」，逐漸進行改善，此其二。

第 4 類劑型曲目，很善於撫慰心靈、安靜情緒，如慕蘭所提徐家良的《殤》，皆屬此劑型曲目的效益。唯患者個案，多數須經「平時愛聽→定時愛聽→當下愛聽」的過程，確立曲目對自己的效益。尤其，鼓勵患者可由「定時愛聽」，找出自己精神情緒問題的「定位治療劑」。如謝小姐每逢思親落淚，聽完徐家良的《殤》，總覺較為平靜安定，「《殤》→思親落淚」成為謝小姐定時愛聽的緩和劑，此其三。

總括應用，第 4 類的劑型曲目，適合下列患者群，此其四：

1.不喜吵雜者

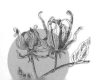

2.陰性人格者（喜平靜安靜）

3.面臨壓力者

4.情緒困擾者

5.睡眠障礙者

6.憂鬱症發作期者

7.陽性人格者（易焦慮易怒）

<第 24 次音樂會>

第 21 次音樂會在中醫第 4 類劑型的「標題」，第 22 次在第 4 類劑型的「情境」，第 23 次在「速度」。今我們第 24 次音樂會的曲目，仍與「第21-22-23 次」的音樂會同名同質，但旋律與氣氛卻是異趣者。意卽，標題是「秋」、是「悲」、是「死」等，旋律卻顯示相反的「愉悅、歡暢、柔美、優雅」。

這個題目曾於大前年的清明節前，在福鎮所屬的「大學醫院好友團」曾作討論（附件一），福鎮與韻文已聆聽過。且下列七首，其中的 3-4-5-6共四首，我們在 15-1 次的音樂會，亦聊過（附件二）：

1.韋瓦第《秋小提琴協奏曲第三樂章》
2.貝多芬《第 8 號鋼琴奏鳴曲第三樂章》（《悲愴》）
3.拉赫曼尼諾夫《死之島》（《無息之島》）
4.李斯特《死之舞》
5.佛瑞《安魂曲—聖哉經》
6.聖桑《骷髏之舞》
附穆索斯基《展覽會之畫》的壓軸曲《基輔城門》

附註：

作曲家以畫家的作品作為籃圖，進行音樂化，謂之「繪畫音樂化」。除上列的第 3-4 首，餘較為典型的「繪畫音樂化」，一併淺述如下。

（一）如圖 1——李斯特的《死之舞》，源之於奧卡納在比薩的壁畫《死之勝利》。現全球遭受新冠病毒肆虐，14 世紀奧卡納的壁畫，卻屬當時黑死病的橫屍遍野。

（二）如圖 2——拉赫曼尼諾夫的《死之島》，源之柏克林同名的畫作，內涵觸及希臘神話的故事。

（三）如圖 3——德布西的《春》，源之波提且利的畫作

《春》。如圖 4——德布西的《快樂島》，源之華鐸的《發舟西苔島》。

（四）如圖 5——拉威爾的《悼念公主的孔雀舞》，源之韋拉斯蓋茲的《德雷莎公主》。

（五）如圖 6——葛拉多納斯的《稻草人》（即《哥雅畫景》中的一畫），源之哥雅同名的畫作。

最後，是俄羅斯穆索斯基的《展覽會之畫》，源之友人哈特曼遺作畫展的十幅圖畫。

A、今年初，俄羅斯侵略烏克蘭，炮轟首都基輔，近一週又再轟炸。《展覽會之畫》壓軸的第十幅畫作，稱之為《基輔城門》。

B、如圖 7，是由哈特曼所設計的《基輔城門》畫作，當初榮獲首獎。唯至今此基輔城門，在烏克蘭尚未建蓋。

C、現在，我們就來聆聽「《基輔城門》＝哈特曼的畫作→原是穆索斯基依畫作而譜的鋼琴曲→現屬拉威爾的交響編曲」。

這首《基輔城門》的影片封面（圖 8），原建於 11 世紀的基輔城門，為紀念基輔建城 1500 年的 1982 年而修建。在蒙古 1236 年未攻佔基輔之前，基輔羅斯是東斯拉夫族的核心（烏克蘭＋俄羅斯＋白俄羅斯）。此早建在 11 世紀的基輔城門，於 1236 年蒙古攻佔時片斷燬壞、1982 年重新修建、2022 年俄羅斯轟炸時亦遭波及，現已修復。

<第 24 次音樂會的附件一>

「大學醫院好友團」的朋友們，大家晚安！

依中醫所見，秋季落葉滿地、天色昏暗，第 4 類音樂劑型，是表現在「秋—愁—悲—肅殺」等的陰鬱與沉重。唯古典音樂最早的「標題音樂」——韋瓦第的《四季小提琴協奏曲》，其中短短三樂章的《秋小提琴協奏曲》，也談到「肅殺」，卻屬秋季收獲的「捕獵」而言。這首《秋》顯示的歡樂愉悅，就如「加拿大聖佛羅斯河在秋景的賞楓之旅」，並無悲傷哀愁之感。這是「標題」同屬秋悲，旋律卻與中醫的「第 4 類劑型——秋季音樂」異趣者，此其一。

同上，標題如中醫第 4 類音樂劑型的曲目，整首旋律卻顯示柔美、優雅、快樂、歡欣、激情者，類似的不少。如貝多芬《第 8 號鋼琴奏鳴曲——悲愴》的歡樂與柔美，李斯特《死之舞》的歡樂，拉赫曼尼諾夫《死之島》（《無息之島》）與佛瑞《安魂曲——聖哉經》的舒緩柔美。貝多芬的《悲愴鋼琴奏鳴曲第三樂章》，被保加利亞女小提琴家以《貝多芬病毒》演奏，輕快旋律風靡至今。此類標題皆屬秋悲，卻與中醫第 4 類音樂劑型異趣者，此其二。

當來診的掛號數目適排在「4」或「44」時，有患者現場強烈反應「以後請不要給我這樣的排數」。這華人最忌諱的「4」，卻屬穆斯林的最愛，無論在「宮殿＋中庭＋庭園」的格局，皆以代表「圓滿」的 4 作為設計基因。如上所述，a 貝多芬逢父母與友亡，卻創作不向死神低頭、歡欣優美的《悲愴》；b 李斯特在比薩旅遊，看見 14 世紀奧卡納的壁畫《死之勝利》（就如現今的新冠病毒災情，此則屬當時黑死病的現況），以「繪畫音樂化——《死之舞》」的變奏，描繪整幅壁畫的快舞、詼諧與華麗，也似聖桑的《骷髏之舞》；c 拉赫曼尼諾夫以「繪畫音樂化」的夢幻飄渺，描繪柏克林同名的畫作——《死之島》（即 110、9/18 日介紹中醫第 5 類音樂的《無息之島》）。這些皆屬不畏死神，可與之共舞的迎納與樂觀，此其三。

最值得一提，是佛瑞的《安魂曲》，顯示其「生死觀——看透生死，人生豁達」。佛瑞的看法是：「死亡是精神的解脫、靈魂的安息、幸福的渴望，並非是痛苦的深淵。」以致佛瑞的《安魂曲》，沒有恐懼、沒有悲傷、沒有審判，反是快樂的救贖、柔美的抒情，被譽稱「死亡的搖籃曲」。尤其聆聽其《聖哉經》的柔美優雅，從此打破安魂曲的常規——「不畏懼死亡、與死神共舞」，此其四。

　　茲將上列標題與中醫第 4 類的音樂劑型同味，但旋律卻與之異趣者，舉例如下：

　　1.韋瓦第《秋小提琴協奏曲》

　　2.李斯特《死之舞》（鋼琴獨奏）

　　3.聖桑《骷髏之舞》

　　4.拉赫曼尼諾夫《死之島》（《無息之島》）

　　5.貝多芬《悲愴奏鳴曲第三樂章》

　　6.李斯特《死之舞》（鋼琴協奏）

　　7.佛瑞《安魂曲聖哉經》

<第 24 次音樂會的附件二>

　　「1223 俱樂部」的好友們，大家早安！

　　（一）今我們就把音樂會定為 15-1 次，在西方節慶最像我們農曆七月份，應屬每年 10 月底～11 月初的萬聖節。而在古典音樂家中的曲目，以萬聖節為主題最出名者當屬法國聖桑的《骷髏之舞》（《死神之舞》）。只差是，台灣農曆七月給「好兄弟」放一個月長假，《骷髏之舞》只給一夜的假。

　　與《骷髏之舞》近似的是俄羅斯音樂家穆索斯基的《荒山之夜》，更相同的是，兩者皆屬「文學音樂化」＝前者依法國描述中世紀鬼魂狂歡的詩作＋後者是根據民間神話故事的小說。

　　《骷髏之舞》與《荒山之夜》的「好兄弟」，一樣都從午夜開始

狂歡群舞。也都在破曉黎明之前（或教會鐘聲警示），黑夜精靈隨之消失無蹤。

（二）從聖桑的 a「文學音樂化」，進而李斯特的 b「繪畫音樂化」→理查史特勞斯的 c「事件音樂化」→拉赫曼尼諾夫的 d「繪畫音樂化」→ 蕭士塔高維奇的 e「事件＋文學音樂化」，都圍繞著死亡的話題，但也都「看透」生死：

1、1849 年李斯特的《死之舞 17'45》，係在比薩旅遊時，看到奧卡納的畫作《死之勝利》有感譜成→繪畫音樂化。

2、1890 年理查史特勞斯的《死與變容 24'21》，係自己罹患胸膜炎養病有感，仿如白遼士的《幻想交響曲》般，藉人寓意譜成→事件音樂化。

3、1906 年拉赫曼尼諾夫的《死之島 22'30》，係觀賞過瑞士裔德國籍柏克林的同名畫作《死之島》，有感譜成→繪畫音樂化（柏克林這同名的 畫作多幅）。

4、1969 年蕭士塔高維奇的《第 14 號交響曲 48'00》（即《亡者之歌》），係 1960 年 54 歲心臟病發、1965 年 59 歲病情惡化，藉 4 位作家共 11 首討論死亡話題的詩作，有感譜成→事件音樂化＋文學音樂化。

5、以上死亡的主題曲目，除蕭士塔高維奇的《亡者之歌》瀰漫著「焦慮—不安—陰霾」色彩，可作為中醫第 4 類曲目應用，餘均含有第 1 類音樂處方「輕快愉悅」、與第 5 類「柔美夢幻」的成分。

以上，臨床亦偶會推薦給三類患者聆聽，「a 特別注重養生＋b 特別在意健康＋c 對身心症狀特別敏感」且具有「慮病症」傾向的患者。意在，下述的人生豁達、看透生死。

6、綜合以上曲目的背景：

（1）表達「看透生死，人生豁達」。聖桑《骷髏之舞》的詩作，李斯特《死之舞》的畫作，背景都是 1347 年黑死病上岸歐

洲，橫屍遍野（這有如 2019 年開始，全球新冠疫情的遭難）。又逢 1337-1453 年的英法百年戰爭，歐洲本土軍民死傷無數，加上黑死病的橫屍遍野，出現由人骨堆砌的教堂。人們感覺人生的無常，也體會出「看透生死」的豁達。

（2）柏克林的畫作《死之島》，卡戎代表男性、港灣是女性、海水是生、柏樹代表死，象徵著「人＝男＋女＝生＋死」，意即「生＝死」。但拉赫曼尼諾夫依此畫作譜成的《死之島》，整首顯現的是優美、抒緩、夢幻、飄渺、柔和，毫無死寂之感。美得令人窒息，是以，將《死之島》譯為《無息之島》。

（3）《亡者之歌》雖屬焦慮、陰鬱，但蕭士塔高維奇曾說明「對死亡作出抗議，是何等愚蠢的事情」。因音樂作品被史達林整肅過三次的蕭士塔高維奇，總生活在高壓中，也說過「可能悲慘，死去歸平靜，期待另一世界的和平」。意即，《第 14 號交響曲》的《亡者之歌》，籠罩著陰霾，但蕭士塔高維奇的人生觀卻屬豁然。

（三）如從清明節的祭拜掃墓儀式一樣，音樂家創作的安魂彌撒曲，原屬天主教悼念亡者的彌撒曲，也謂之為「安魂曲」、「追思曲」、「慰靈曲」。

世界三大安魂曲中，莫札特（為伯爵亡妻而作）與威爾第（為亡友而作），都有激情、震撼、轟烈的《神怒之日》。而文學音樂化——聖桑的《骷髏之舞》與繪畫音樂化——李斯特的《死之舞》，這兩首樂曲的節段，都同時採用安魂彌撒曲「末日經」、也就是「最後審判」中的《神怒之日》（主怒之日）。

很特別的是佛瑞安魂曲（為亡父母而作），卻無《神怒之日》的情節，代之以柔和歡愉的《聖哉經》抒詠。意即，佛瑞安魂曲顯示「看透生死」的豁達人生觀。佛瑞說：「死亡是精神的解脫、幸福的渴望、靈魂的安息，並非是痛苦的深淵。」以致佛瑞安魂曲，沒有恐

懼、沒有悲傷、沒有審判，反是快樂的救贖、柔美的抒情，被譽稱爲「死亡的搖籃曲」。

（四）從上曲目所示，可將之分屬中醫的兩類音樂劑型。一是含有《神怒之日》的莫札特安魂曲節段、威爾第安魂曲節段、《骷髏之舞》、《死之舞》，不僅毫無陰鬱、恐怖之感，反是愉悅、快暢、躍動、狂舞，可爲中醫的第 1-2 類音樂處方（興奮快樂劑）。二是未含《神怒之日》的節段，代之以《聖哉經》的抒詠，柔美優雅，從此打破安魂曲的常規——「不畏懼死亡，與死神共舞」，可當中醫的第 5 類或「第 5＋1 類」音樂處方（柔美快樂劑）。

茲以下列 7 首曲目，當我們 15-1 次音樂會的主題：

1. 聖桑《骷髏之舞》
2. 莫札特《神怒之日》
3. 拉赫曼尼諾夫《無息之島》（如孟德爾頌的《芬加爾洞窟序曲》＋史梅塔納的《莫爾道河》＝水波層疊美）
4. 穆索斯基《荒山之夜》
5. 威爾第《神怒之日》
6. 李斯特《死之舞》
7. 佛瑞《聖哉經》

圖1——李斯特的《死之舞》，源之奧卡納的壁畫《死之勝利》。

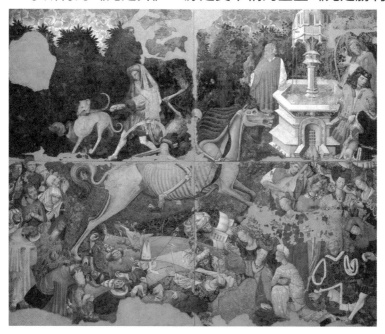

圖2——拉赫曼尼諾夫的《死之島》，源之柏克林同名的畫作，
內涵觸及希臘神話的故事。

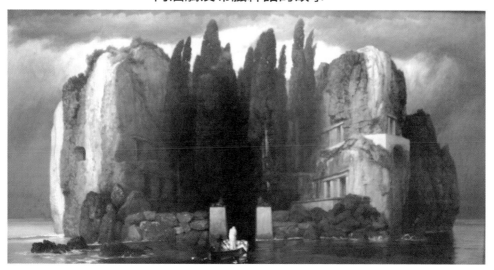

Dguendel攝
來源：維基百科 https://www.wikiwand.com CC BY 4.0

圖3——德布西的《春》，源之波提且利的畫作《春》。

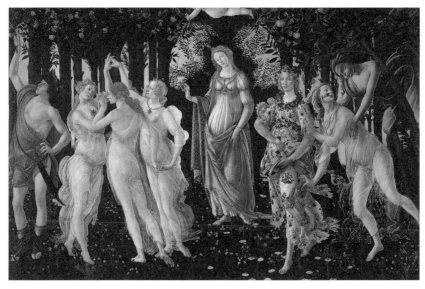

圖4——德布西的《快樂島》，源之華鐸的畫作《發舟西苔島》。

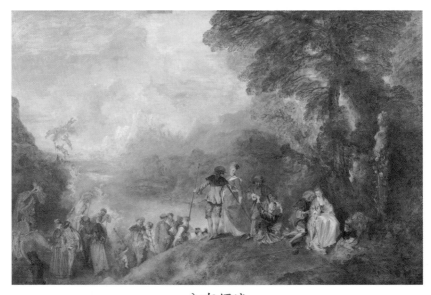

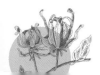

圖5——拉威爾的《悼念公主的孔雀舞》，
源之韋拉斯蓋茲的畫作《德雷莎公主》。

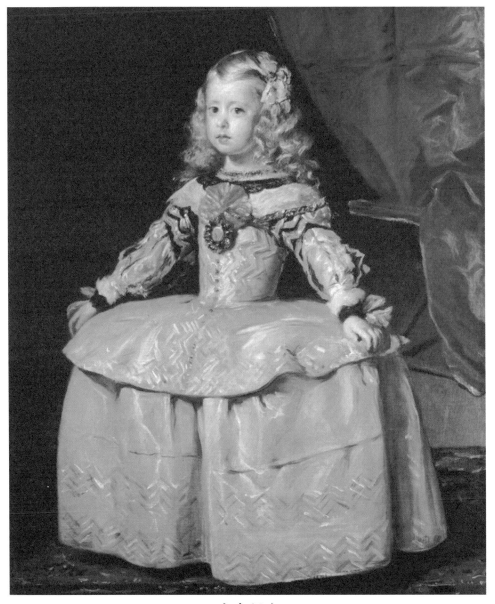

公有領域
來源：維基百科 https://www.wikiwand.com

圖6——葛拉多納斯的《稻草人》（即《哥雅畫景》中的一畫），源之哥雅同名的畫作。

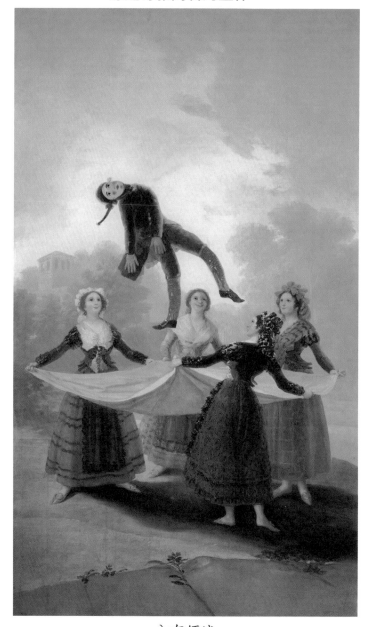

公有領域
來源：維基百科https://www.wikiwand.com

圖7——是由哈特曼所設計的《基輔城門》畫作，當初榮獲首獎。
唯至今此基輔城門，在烏克蘭尚未建蓋。

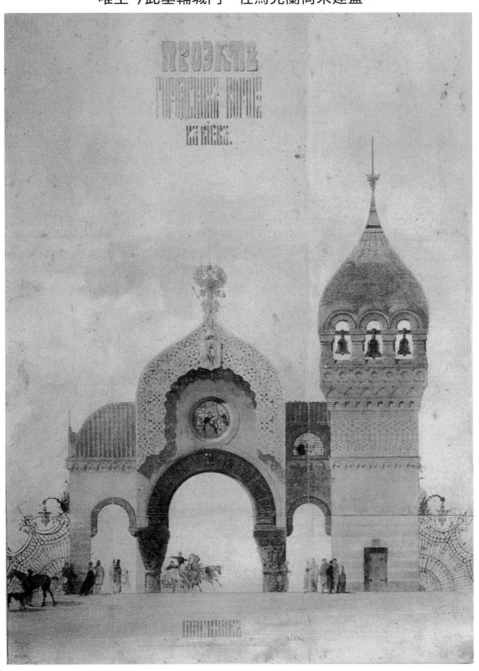

圖8—這首《基輔城門》影片的封面，原建於11世紀的基輔城門，
為紀念基輔建城1500年的1982年而修建。

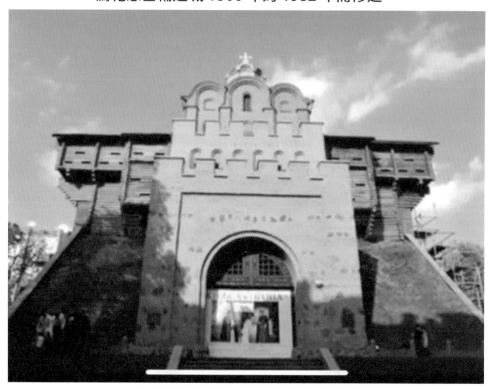

六、第 25 次與第 26 次音樂會→討論第 5 類音樂劑型

<第 25 次音樂會>

第 25 次的音樂會，我們最後來談中醫五大類音樂劑型中，最是柔美、浪漫、抒情、詩境、夢幻、飄渺、幽悠、虛幻、清涼的中醫第 5 類曲目。

介紹中醫的第 5 類音樂劑型，一般都會從高雄市美術館前湖中的天鵝當起頭，茲將《中醫的第 5 類音樂元素舉偶》提供給大家參考（如附件）。中醫的第 5 類音樂屬於腎劑，「冬＋水＋夜」是主幹元素。

（一）冬水的音樂

「陰、柔、弱、清、涼、冷」這些天人合一的現象，就是中醫第 5 類冬水音樂的元素，顯示輕撫柔美、雪白漂亮。如

1. 韋瓦第《冬協奏曲第二樂章》
2. 海頓的《冬季》
3. 柴可夫斯基《十二月》與《冬之夢》
4. 皮耶佐拉《布宜諾斯艾利斯的冬天》

（二）夜月的音樂

夜晚的清涼，月色的柔美，夜晚的月色倒映在幽悠的湖中。如此美景，就是中醫第 5 類音樂劑型的元素。如

1. 《小夜曲》「舒伯特＋陶斯第＋德利果＋托塞里」等的小夜曲
2. 《夜曲》「費爾德＋蕭邦＋佛瑞」等的夜曲
3. 《月光》「貝多芬＋德弗札克＋德布西」的月光
4. 德布西《海妖》（《夜之素描》第三樂章）
5. 拉威爾《水精》（《加拉巴之夜》第一樂章）

（三）水音樂的延伸

　　湖、海、雨、雪、雲霧，甚至飄緲、詩意、夢境、幽悠、虛幻等現象，皆屬水的延伸。且水音樂延伸的湖景，也涵蓋天鵝、月、夜、鏡、島等情境。水音樂的延伸，也是中醫第 5 類音樂劑型的主幹元素。如

　　1.聖桑《天鵝》

　　2.拉赫曼尼諾夫《無息之島》

　　3.德布西《雪舞》與《夢》

　　4.蕭邦《雨滴前奏曲》

　　5.蕭頌《詩曲》

　　6.拉威爾《鏡子第一樂章》

　　7.楊納捷克《在霧中第一樂章》

　　以上「冬水的音樂＋夜月的音樂＋水音樂的延伸」，都屬中醫第 5 類音樂的「標題」。茲在第 25 次音樂會附件文中的《中醫的第 5 之 2 號音樂解憂處方》，舉例下列八首與大家共享：

　　（1）聖桑《天鵝》

　　（2）舒伯特《小夜曲》

　　（3）貝多芬《月光》

　　（4）托塞里《小夜曲》

　　（5）馮威廉斯《綠袖子幻想曲》

　　（6）孟德爾頌《f 小調船歌》

　　（7）馬斯奈《泰綺斯暝想曲》

　　（8）拉赫曼尼諾夫《第 2 號交響曲第三樂章》

<第 25 次音樂會的附件>

《中醫第 5 類音樂劑型的元素舉偶》
（摘自張原福、張逸芃合著的《中醫的琴畫旅遊處方》）

　　有兩位學生，問的問題如同患者一樣：「老師，電視廣告大統高纖豆漿的那首歌，怎麼那麼熟？好像是你給我們的其中一首？」這個廣告，印象中在之前似播過，原是器樂曲，廣告改為女聲空靈哼唱：聖桑的《天鵝》。

　　與聖桑的《天鵝》同屬柔美、淡雅、浪漫、抒情，當推被出版商定名為「天鵝之歌」13 首中的「夜曲之王」——《舒伯特小夜曲》。天鵝，同屬「男性代表者——阿波羅」與「女性代表者——維納斯」的聖鳥，且也是繆斯女神的「音樂寓意」。被譽稱為「天下第一美女」的海倫（拿破崙的皇后約瑟芬以她傚仿），是麗坦所生，西班牙近代畫家之一的達利，更以其妻比擬麗坦（天鵝與麗坦生下海倫）。但以上優美高雅的天鵝，在西貝流士《黃泉的天鵝》卻是美麗伴著悲悽、陰鬱、寂寥。

　　當高雄美術館前湖裡的天鵝，淪為小偷的盤中餐或變現時，柴可夫斯基《天鵝湖》裡的天鵝仍舊愉悅、柔美、優雅地活躍於舞台上。而在湖中，拉赫曼尼諾夫的《無息之島》，尤顯縹緲、夢幻、悠空。湖上的月光、湖中的月色，貝多芬在琉森湖的《月光》與德布西在貝加蒙的《月光》，同屬漂亮、浪漫、優美。如此月夜，托塞里的《小夜曲》與蕭邦的《第 2 號夜曲 op9-2》，更讓「中醫第 5 類音樂處方」的特質，發揮到極致。

　　湖中的水，總會往外流。可以聽到捷克史梅塔納的《莫爾道河》，快樂、愉悅、歡暢之情，就像是維也納小約翰史特勞斯的《藍色多瑙河》。在水上的活動，可到訪倫敦泰晤士河看煙火、聽韓德爾的《水上音樂》，也可前往威尼斯搭貢多拉、聽孟德爾頌的《船

歌》。

當河流眞正出了海，還可欣賞艾爾加的《海景》、德布西《海的素描》，或隨著高沙可夫的《天方夜譚》乘風破浪。再以馮威廉斯的兩首海洋交響曲，（a）一方面吟誦海洋，可聽賞其《第 1 號交響曲第一樂章》；（b）一方面保護「冷冽、孤寂、莊嚴、遺世獨立、不可侵犯」的冰川（《第7 號交響曲》）。

以上從「天鵝→湖與島→月與夜→河、河上與海邊→出海與海洋→欣賞海景與乘風破浪→吟誦海洋與保護冰川」巡迴，一路環遊世界的音樂之旅。終於，回到家鄉溫暖的窩，再聽柔美、優美到無限的「三首曲子=a 馮威廉斯的《綠袖子幻想曲》＋b 馬斯奈的《泰伊絲暝想曲》＋c 拉赫曼尼諾夫的《第 2 號交響曲第三樂章》」。

最後，可將上列介紹的曲目，選擇其中 11 首的「柔美快樂劑」，製成《中醫的第 5 之 2 號音樂解憂處方 77'20》隨時播聽，尤其在血清素分泌偏低的夜晚。

《中醫的第 5 之 2 號音樂解憂處方》

1. 聖桑：天鵝 3'24

2. 舒伯特：小夜曲 2'19

3. 拉赫曼尼諾夫：無息之島 19'38

4. 貝多芬：月光 6'10

5. 托塞里：小夜曲 2'10

6. 蕭邦：第 2 號小夜曲 5'13

7. 史梅塔納：莫爾道河 11'55

8. 孟德爾頌：f 小調船歌 2'43

9. 馮威廉斯：綠袖子幻想曲 4'18

10. 馬斯奈：泰伊絲暝想曲 5'43

11. 拉赫曼尼諾夫：第 2 號交響曲第三樂章 15'48

<第 26 次音樂會>

　　中醫第 1 類的肝劑與第 2 類的心劑，同屬「陽性」劑型，顯示快樂、愉悅、歡欣、興奮等陽性情緒。相反，第 4 類的肺劑與第 5 類的腎劑歸屬「陰性」劑型，表達悲傷、憂鬱、柔美、抒情、浪漫、清涼、飄渺、空幻等陰性情緒，這兩類也習慣用於睡眠障礙患者。

　　第 4 類與第 5 類劑型，同屬中醫的陰性音樂，第 4 類是「陰中之陰」、第 5 類是「陰中之陽」。也因此，以柔美、浪漫、抒情、飄渺、夢幻爲特質的第 5 類音樂，除慢板速度的曲目外，亦常見混板樂章，如 a「慢板＋行板」、或 b「慢板＋中板」、或 c「慢板＋中板＋快板」、或 d「慢板＋ 快板」等。

　　第 5 類混板樂曲的特點：「柔中有快、慢中有樂」，是病患最喜歡聆聽的曲目之一。更是調理與療治身心疾病最佳的樂曲之一，如自律神經失調、焦慮症、憂鬱症、躁鬱症等。這種「第 5 類主角＋第 1 類配角」的混板劑型，也是睡眠障礙患者的治療曲目。

　　今第 26 次的音樂會，我們以下列十首的第 5 類曲目，當我們的主題：

1. 古爾達《大提琴協奏曲第四樂章》
2. 拉威爾《第 2 號鋼琴協奏曲第二樂章》
3. 李斯特《第 3 號愛之夢》
4. 聖桑《d 小調浪漫曲》
5. 拉赫曼尼諾夫《第 2 號鋼琴協奏曲第二樂章》
6. 舒曼《夢幻曲》
7. 魏歐當《第 6 號小提琴協奏曲第三樂章》
8. 莫札特《第 20 號鋼琴協奏曲第二樂章》
9. 布拉姆斯《第 3 號交響曲第三樂章》
10. 莫札特《第 21 號小提琴協奏曲第二樂章》

臨床應用：

面對臨床眾多的睡眠障礙患者，除「對談＋中藥＋針灸」外（如下附件），第 5 類的腎劑曲目，是中醫音樂治療的首選。

臨床習以三種方式，提供給睡眠障礙患者音樂按摩的使用：

（1）睡前 1-2 小時，聆聽第 5 類腎劑曲目。

（2）睡前 1-3 小時，依「第 3 類→第 4 類→第 5 類」的劑型次序聆聽。

（3）睡前 3 小時，先聽第 1 類劑型。睡前 1-2 小時，後聽第 5 類曲目。

患者在累積歲月的聆聽量後，可從中逐漸再擇選，對自己睡眠障礙最有助益的曲目。並將這些曲目，集合成一片約 60-70 分鐘的 CD，每天睡前一小時播放聆聽。

<第 26 次音樂會的附件一>

筠珊、同學們，大家晚安！

筠珊在 6/4 日的方醫師「失眠不吃藥 6 招」訪談影片，不僅可為失眠族的參考。方醫師在結語強調說：「失眠的人，要自己救自己」，更符合在中醫臨診，常與睡眠障礙患者一再推廣的「療尤不若先自療」（自我療癒）。中醫臨床鼓勵睡眠障礙患者的自我療癒，用意在減量或斷服鎮靜安眠藥物（見有多位 60-70 歲服藥者，已出現有失智現象）。

而筠珊在 6/7 日提供《道德經》討論無為的內容影片，在中醫臨診也常提供給多數，因來之一派儒家思維想要「有所作為、出人頭地」，以致出現「三調控系統＝自律神經失調＋內分泌失調＋免疫失調」的身心病患，有空可多閱讀老莊思維的書籍。意即，之前曾與同學們提過的「至境之樂源，不在眾人稱讚之口，而在自有所得並深得其樂」（如附件二）。

「人的組合＝個人＋家庭＋工作＋社會」，這四部分一有了狀況，出現的第 1 症狀，多屬睡眠障礙（「難入睡＋易醒＋醒後難入睡＋多夢」），且出現的年齡層下降到國中生。如同退休族、銀髮族的我們，因生理的老化與性荷爾蒙下降，易誘發自律神經失調出現睡眠障礙，若再加上列「個人＋家庭＋工作＋社會」的心理壓力，安眠藥癮者引發生活品質的不佳，常嘆「如何才能戒掉安眠藥」。

筠珊提供方醫師的「失眠不吃藥 6 招」，茲亦將臨診的一些作法，提供給同學、或順可轉給有狀況的親友參考。

1、告之患者的四個目標：

（1）有睡眠障礙者，預防其喝酒助眠或服安眠藥。

（2）戒斷已持續性的喝酒助眠。

（3）已服安眠藥者逐能減量，終極目標斷服。

（4）同時「喝酒＋安眠藥」助眠者，先戒斷喝酒助眠，終極目標

斷服安眠藥。

2、作法之一（由早而晚三段落）：

（1）下午兩點後，禁喝咖啡與茶飲。

（2）黃昏後或晚餐後，運動 60 分鐘。

　　A 原早上運動習慣者，可照常，但主幹放在黃昏或晚餐後。晚
　　　餐後運動，若興奮睡不著者，提前到黃昏後。（自選運動
　　　種類，如騎單車會興奮睡不著，改以走路代之。）

　　B 用意有二，一運動時分泌快樂荷爾蒙，有助減壓、且懷著愉
　　　悅的餘韻有助入眠；二適度疲累感可助提早入眠、深度入
　　　眠。

　　C 不方便外出運動或女性下班晚歸者，可購室內跑步機（運動
　　　時窗戶打開）。

　　D 多名 70 歲以上阿公阿嬤反應，安眠藥已漸減量，並交代要
　　　將此方式告之更多患者。

（3）睡前 2 小時，不要讓腦波再活躍，如

　　A 不要爭執性的談話。

　　B 不要看——政論性節目或動作或鬼怪影片或讓情緒波動大的
　　　影片（懸疑驚悚等）。

　　C 不要打電動。

　　D 可於睡前 1-3 小時，聆聽中醫第 3-4-5 類劑型的曲目，並漸
　　　找出最適合自己安神的曲目每晚聆聽。

3、作法之二（3 合 1 的睡眠法）：

（1）腹式呼吸——躺在床上睡覺時，開始作腹式呼吸。用意有三

　　A 放鬆後，提早入眠。

　　B 氧氣增加近倍，有助入眠。

　　C 專注在呼吸律動，可除雜念。

（2）移轉——只要想到讓自己睡不著的人事物，馬上移轉或專注
　　在腹式呼吸（吸肚子大一呼肚子小的律動）。移轉，如

A 到墾丁、日本、歐洲遊玩的過程。

B 高雄高爾夫球場的 18 洞歷程（有患者反應，不到前 9 洞就睡著）。

C 自己快樂的人事物。

（3）不焦慮——難入睡或半夜醒後難入睡，千萬不焦慮不害怕不恐慌。因越焦慮越害怕越恐慌，就越睡不著。此時

A 一樣作腹式呼吸並專注呼吸律動。

B 一樣移轉到自己喜愛的人事物。

C 或懷著「Let It Be」（讓它去吧），想睡就睡，不睡就算，心一鬆卽可助以快眠。

4、作法之三（環境與溫差）：

（1）怕吵——可戴耳塞（有患者初期不習慣）。

（2）怕黑但有光又睡不著——可戴眼罩。

（3）怕熱——

A 有怕熱，睡不著又不開冷氣。可睡前 30 分鐘先開冷氣，睡時再關冷氣，改吹電風扇。

B 有熱較難睡者，若 26 度較好入眠，睡時冷氣就固定在此溫度，依此類推（但亦有太冷睡不著覺者，再調回自己適合的溫度）。

5、作法之四（斷絕睡眠障礙的源頭）：

（1）「家庭＋工作＋社會」——針對壓力源，依下列處理，可改善睡眠障礙。

A 積極處理（依自己的時間與能力，解決卽可）。

B 消極處理（降低自己的要求—期待—理想—希望等）。

C 移轉處理（轉念或轉移到其他的人事物）。

移轉處理，最重要是生活要有自己的快樂來源，且可用來寄託與移轉（如培養靜態或動態的興趣）。

D 以上的細節與個案，姑略之。

（2）個人——針對個人「易給自己壓力的人格特質」，可依下列「一二三四心理法則」的方法，每遇壓力與情緒困擾時常態應用：

A 一是「腹式呼吸」。隨時隨地腹式呼吸，讓自律神經系統維持穩定，晚上更易入眠。

B 二是「思維雙向道」。凡事負面思維的人格特質，經常遇事卽「單行道」負面想法的無限上綱。記得，無限上綱後，要想正面的回來，讓思維能維持「雙向道」，有助入眠。

如退休族、銀髮族最慣有的健康壓力（對健康狀況的敏感），多因「認知不足＋認知偏差」而單行道的負面思維，以致出現睡眠障礙。加強認知身心的常識，免於陷入焦慮恐懼中，也算是「雙向思維」的應用。

C 三是「三不」。易給自己壓力的人格特質，常以「三不」制約自己，有助入眠。經常提醒自己，遇事先「不要想太多」（一不）、「不要總是怕東怕西」（二不），至於第三步可依自己當時的情境自由運用，如「不需要處處迎合別人」等。

D 四是「四不過」。下列四不過的應用，旨在降低交感神經興奮，不讓自己總在「焦慮＋緊繃＋害怕＋恐慌＋抑鬱＋疲累」等漩窩中，有助入眠。

（a）不「過度責任感」

（b）不「過度求完美」

（c）不「過度需求與比較性需求」

（d）不「過度在意別人的評價與眼光」

E、以上的細節與個案，略之。

6、作法之五（中藥處方與針灸）：略之。

<第 26 次音樂會的附件二>

至境必樂須

不在眾人稱讚之口

而在自有所得

並深得其樂

張原福於高雄

七、第 27 次音樂會→討論三梯式入門的過程

<第 27 次音樂會>

（一）歷時近半年之久，我們終於將中醫五大類的音樂劑型，瞭然 於胸。從此，大家可在手機分別建立「第 1-第 2-第 3-第 4-第 5」這五類的樂曲，並從 YouTube、各個群組的提供、自己 cd 等，充填各劑型的曲目， 製成自己的曲庫。且以下列三方式聆聽，進入「生活音樂化」：

1、可用「平時愛聽」何類曲目，隨時隨地的播放。

2、或以「定時愛聽」，找出自己的定位。如每逢鬱悶無神時聆聽第 1 類、煩惱悲傷時聆聽第 4 類劑型，可改善心情，則「第 1 類→鬱悶無神」、「第 4 類→煩惱悲傷」，就成為自己音樂治療的定位模式。

3、或「當下愛聽」，如平時早上愛聽第 1 類，現只想聽第 3 類，當下就聽第 3 類劑型；又如平時開車總愛聽第 1-2 類，現只想聽第 5 類，就轉入第 5 類劑型曲目。

若想音效好點，可購買 Sony 接連手機藍芽的小音箱，出外亦可攜帶。

（二）我們窮其一生，或無法將古典樂曲一一納入耳中。依中醫觀點，卻可歸屬為上述五大類。這「中醫五大類音樂劑型與臨床應用」，是我演講中醫音樂效益的基本內容，只是演講時間多為「60 或 90 或 120分鐘」。但我們俱樂部，卻可在這 5 個月左右的時間慢慢享受。

（三）「中醫五大類音樂劑型與臨床應用」，是與女兒合著《三梯式入門的中醫音樂治療學》的第一輪。待聆聽第一輪的常例「五大類曲目=27＋28＋21＋29＋36=141首」（附件一），若已出現「重複

抑制——音樂快感與共鳴感降低」時，可慢慢進入第二輪。

（四）進入三梯式的第二輪，在於逐一聆聽「1 交響曲→……→32 義大利是歐洲之母（宗教音樂與歌劇）」，共有 32 種的樂曲（附件二）。

聆聽 32 種樂曲之後，並將每一種自己喜愛的曲目，制成「精選→再精選→最精選」三類的 CD（參考教科書篇與樂曲自編篇）。

（五）三梯式的最後壓軸，是將自己最愛的各種曲目，並融合電影配樂、民歌、國樂曲等，自編成自己的 CD（參考同上）。或將出國旅遊的當國作曲家曲目，自編成自己的 CD，如俄羅斯、德國、法國、西班牙、義大利等作曲家。

（六）演講時，一般只播放五大類劑型「旋律較均整＋約 5 分鐘」的常例曲目，即前「7＋8＋7＋6＋5=33 首」。

今我們第 27 次的音樂會，綜合復習，就以這五大類劑型的前 33 首曲目，作為結尾（附件三）。這些曲目，之前韻文已聆聽過：

第 1 類音樂劑型曲目「7」首

第 2 類音樂劑型曲目「8」首

第 3 類音樂劑型曲目「7」首

第 4 類音樂劑型曲目「6」首

第 5 類音樂劑型曲目「5」首

<第 27 次音樂會的附件一>

中醫五大類音樂劑型的常例曲目 141 首
張原福、張逸芃

（一）第 1 類音樂劑型（肝劑）

1.帕海貝爾《卡農》

2.韋瓦第《第 6 號 a 小調小提琴協奏曲第一樂章》

3.義大利民歌《啊！姑娘再見》（Bello Ciao）

4.皮耶佐拉《自由的探戈》

5. 貝多芬《第 8 號鋼琴奏鳴曲第三樂章》

6.布拉姆斯《第 5 號匈牙利舞曲》

7.蕭士塔高維奇《第 2 號圓舞曲》

8.韋瓦第《春小提琴協奏曲第一樂章》

9.西貝流士《春之歌》

10. 葛利格《清晨》

11. 雷史匹基《羅馬之松第四樂章》

12. 霍爾斯特《木星》

13. 馬水龍《梆笛協奏曲》

14. 史梅塔納《莫爾道河》

15. 義大利民歌《藍精靈》（Bubamara）

16. 希臘民歌《希臘左巴》（Zorba The Greek）

17. 巴西民歌《雀鳥》（Tico Tico No Fuba'）

18. 委內瑞拉民歌《卡巴洛維耶荷》（Caballo Viejo）

19. 法屬玻利尼西亞《大溪地頌歌》（Ia Ora'O Tahiti Nue）

20. 黑暗騎士主題曲

21. 達文西密碼主題曲

22. 韋瓦第《b 小調四重協奏曲》

23. 麥克斯李希特《十一月》

24. 雷神索爾《黑暗世界》

25. Two Step From Hell 原創音樂《勝利》

26. 李泰祥《酒歌》

27. 神鬼奇航主題曲

（二）第 2 類音樂劑型（心劑）

1. 韋瓦第《夏小提琴協奏曲第三樂章（暴風雨）》

2. 哈察都量《劍舞》

3. 比才《鬥牛士之歌》

4. 奧芬巴哈《天堂與地獄序曲》最精華段

5. 巴哈《第 2 號管弦組曲第七樂章》

6. 陳耀星《戰馬奔騰》

7. 羅西尼《威廉泰爾序曲》最精華段

8. 高沙可夫《大黃蜂》

9. 貝多芬《第 17 號鋼琴奏鳴曲第三樂章（暴風雨）》

10. 理察史特勞斯《阿爾卑斯山交響詩》暴風雨段

11. 羅西尼《塔朗泰拉舞曲》

12. 葛利格《霍爾堡組曲前奏曲》

13. 德佛札克《第 12 號弦樂四重奏第四樂章》

14. 比才《法蘭德爾舞曲》

15. 巴哈《第 3 號無伴奏小提琴組曲第一樂章》

16. 羅西尼《第 6 號弦樂奏鳴曲第三樂章》

17. 薩拉沙泰《卡門幻想曲》最精華段

18. 黃海懷《賽馬》

19. 帕格尼尼《無窮動》（或小約翰史特勞斯的《常動曲》）

20. 海頓《第 5 號四重奏第四樂章》

21. 史丹瓊斯《幽靈騎士》

22. 貝多芬《第 7 號交響曲第四樂章》

23. 可利吉亞諾《紅小提琴幻想曲》

24. 葛雷菲《大峽谷組曲第五樂章（暴風雨）》

25. 波林《大提琴與爵士鋼琴三重奏第四樂章》

26. 聖桑《酒神節之舞》

27. 蒙悌《查爾達斯》

28. 踢踏舞劇《火焰之舞》三樂段：

（1）《凱爾特的吶喊》（序幕）

（2）《逃走》

（3）《舞王》

（三）第 3 類音樂劑型（脾劑）

1. 亞當《聖善夜》

2. 巴哈＋古諾《聖母頌》

3. 莫札特《C 大調長笛與豎琴協奏曲第二樂章》

4. 普契尼《親愛的父親》

5. 舒伯特《聖母頌》

6. 布拉姆斯《搖籃曲》

7. 電影《教會》主題曲

8. 帕勒斯提納《羔羊經》（彌撒曲）

9. 葛利果聖歌《晚禱》

10. 莫札特《小步舞曲》（第 17 號嬉遊曲第三樂章 K.334）

11. 蕭邦《搖籃曲》

12. 韋瓦第《G 大調雙曼陀林協奏曲第二樂章》

13. 普契尼《為了藝術為了愛》

14. 舒伯特《第 8 號交響曲第二樂章》

15. 葛利果聖歌《贊美詩救世主》

16. 巴哈《耶穌世人仰望之喜悅》

17. 羅西尼《第 3 號弦樂奏鳴曲第三樂章》

18. 夏邦泰《頌主曲之前奏曲》

19. 法朗克《天使的麵包》

20. 巴哈《G 大調小步舞曲》

21. 貝多芬《G 大調小步舞曲》

（四）第 4 類音樂劑型（肺劑）

1. 莫札特《悲哭的日子》（安魂曲）

2. 安德魯韋伯《盼你仍在我身邊》（歌劇魅影）

3. 約翰威廉斯《辛德勒的名單》主題曲

4. 羅德利果《阿蘭輝茲協奏曲第二樂章》

5. 埃尼歐莫里康《你的愛》（狂沙十萬里）

6. 巴伯《弦樂慢板》

7. 魯多維科伊諾第《北極悲歌》

8. 雷翁卡瓦洛《穿上彩衣》（歌劇《小丑》詠嘆調）

9. 皮耶佐拉《遺忘》

10. 巴哈《與我同悲》（即《悲傷的眼淚》——聖馬太受難曲）

11. 阿雷格里《求主垂憐》

12. 蕭邦《離別曲》

13. 拉威爾《悼念公主的孔雀舞曲》

14. 徐嘉良《殤》

15. 奧芬巴哈《傑奎琳的眼淚》

16. 羅南哈德曼《輓歌》（踢踏舞劇《火焰之舞》第 20 舞段）

17. 佛瑞《悲歌》

18. 普契尼《沒有媽媽在身邊》（歌劇《修女安傑莉卡》）

19. 漢斯季墨《我們自由了》（神鬼戰士）

20. 德布西《枯葉》

21. 皮耶佐拉《秋天》

22. 米堯《秋》

23. 阿爾比諾尼《慢板》

24. 柴可夫斯基《第 6 號交響曲第四樂章（悲愴）》

25. 貝多芬《第 3 號交響曲第二樂章（送葬進行曲）》

26. 馬勒《第 1 號交響曲第三樂章（送葬進行曲）》

27. 蕭邦《第 2 號鋼琴奏鳴曲第三樂章（送葬進行曲）》

28. 德佛札克《第 9 號交響曲第二樂章（念故鄉）》

29. 馬勒《第 5 號交響曲第四樂章》（《魂斷威尼斯》配樂）

（五）第 5 類音樂劑型（腎劑）

1.貝多芬：月光

2.聖桑：天鵝

3.舒伯特：小夜曲

4.馮威廉斯：綠袖子幻想曲

5.馬斯奈：泰伊斯暝想曲

6.巴哈：《G 弦之歌》

7.埃尼歐莫里康：《新天堂樂園》（電影配樂）

8.羅爾夫勞弗蘭：神秘園之歌（《年輕的太陽》配樂）

9.蘇格蘭民歌：《史卡波羅市集》（《畢業生》主題曲之一）

10. 柴可夫斯基：冬之夢

11. 蕭邦：夜曲（作品 9 第二首）

12. 德布西：月光

13. 聖桑：d 小調浪漫曲

14. 鮑羅定：夜曲

15. 拉威爾：《第 2 號鋼琴協奏曲第二樂章》

16. 古爾達：《大提琴協奏曲第四樂章》

17. 魏歐當：《第 6 號小提琴協奏曲第三樂章》

18. 拉赫曼尼諾夫：《第 2 號交響曲第三樂章》

19. 托塞里：《小夜曲》

20. 孟德爾頌：《f 小調船歌》

21. 莫札特：《第 21 號鋼琴協奏曲第二樂章》

22. 布拉姆斯：《第 8 號交響曲第三樂章》

23. 舒曼：《C 大調幻想曲》

24. 史梅塔納：《莫爾道河》

25. 里雅道夫：《魔湖》

26. 拉赫曼尼諾夫：《無息之島》

27. 西貝流士：《黃泉的天鵝》

28. 蕭邦：《雨滴前奏曲》

29. 德布西：《雪中足跡》

30. 楊納捷克：《在霧中第一樂章》

31. 拉威爾：《水精》（《加拉巴之夜第一樂章》）

32. 德布西：《海妖》（《夜之素描第三樂章》）

33. 蕭頌：《詩曲》

34. 杜卡：《仙女》（舞之詩曲）

35. 拉威爾：《鏡子第一樂章》

36. 德布西：《夢》

<第 27 次音樂會的附件二>

第二梯式階段的 32 種樂曲

32 種樂曲=「1 交響曲→2 協奏曲→3 序曲→4 交響詩→5 幻想曲→6 隨想曲→7 狂想曲→8 組曲→9 圓舞曲→10 進行曲→11 詼諧曲→12 輪旋曲→13 幽默曲→14 常動曲→15 變奏曲→16 觸動曲→17 小夜曲→18 嬉遊曲→19 即興曲→20 樂興之時→21 無言曲→22 浪漫曲→23 夜曲→24 敍事曲→25 練習曲→26 前奏曲→27 間奏曲→28 船歌→29 華麗曲→30 奏鳴曲→31 重奏曲→32 義大利是歐洲之母（即歌劇與宗教音樂）」。

<第 27 次音樂會的附件三>

中醫五大類音樂劑型的初服者 33 曲
張原福、張逸芃

（一）第 1 類肝劑七曲
1.帕海貝爾《卡農》
2.韋瓦第《第 6 號 a 小調小提琴協奏曲第一樂章》
3.義大利民歌《啊！姑娘再見》
4.皮耶佐拉《自由的探戈》
5.貝多芬《第 8 號鋼琴奏鳴曲第三樂章》
6.布拉姆斯《第 5 號匈牙利舞曲》
7.蕭士塔高維奇《第 2 號圓舞曲》

（二）第 2 類心劑八曲
1.韋瓦第《夏小提琴協奏曲第三樂章（暴風雨）》
2.哈察都量《劍舞》
3.比才《鬥牛士之歌》
4.奧芬巴哈《天堂與地獄序曲》最精華段
5.巴哈《第 7 號管弦組曲第七樂章》
6.陳耀星《戰馬奔騰》
7.羅西尼《威廉泰爾序曲》最精華段
8.高沙可夫《大黃蜂》

（三）第 3 類脾劑七曲
1.亞當《聖善夜》
2.巴哈＋古諾《聖母頌》
3.莫札特《C 大調長笛與豎琴協奏曲第二樂章》

4.普契尼《親愛的父親》

5.舒伯特《聖母頌》

6.布拉姆斯《搖籃曲》

7.電影教會主調曲

（四）第 4 類肺劑六曲

1.莫札特《悲苦的日子》

2.安德魯韋伯《盼你仍在我身邊》

3.約翰威廉斯——電影《辛德勒的名單》主題曲

4.羅德利果《阿蘭輝茲協奏曲第二樂章》

5.埃尼歐莫里康《你的愛》

6.巴伯《弦樂慢板》

（五）第 5 類腎劑五曲

1.貝多芬《月光》

2.聖桑《天鵝》

3.舒伯特《小夜曲》

4.馮威廉斯《綠袖子幻想曲》

5.馬斯奈《泰伊斯暝想曲》

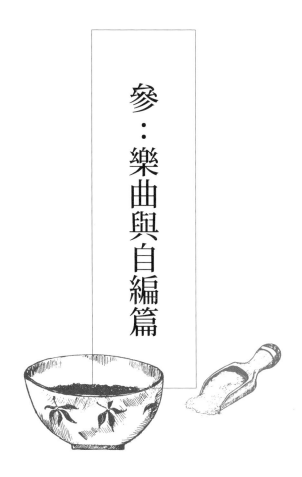

參……樂曲與自編篇

依中醫所見，可將所有樂曲歸屬於中醫的五大類音樂劑型。並常鼓勵前來看診的壓力性與精神情緒患者，能依喜愛的曲目建立屬於自己的五大類劑型，用為自己的「情緒調節器」，就如中醫特有的「以情治情法」（情緒互治法）。尤其，總能給患者帶來快樂、愉悅、歡欣、鼓舞，通治七情的第 1 類肝劑。

針對中醫臨床諸多的壓力性病患與精神情緒疾患，第 1 類劑型的曲目，也是中醫臨床病例的首選曲目。因而，「樂曲與自編篇」的曲目，都以中醫的第 1 類、與第 1 類混板的音樂劑型為主。並鼓勵患者，將下列介紹的 30 餘種樂曲，依自己喜愛的曲目，進行混編。

一、交響曲含五類音樂處方

交響曲，是古典音樂樂曲的極致，一切樂曲之冠。演奏人數之眾、演奏樂器之多、音響之宏偉、音色之多元鮮麗等，感動的效果直接且持久。交響曲之父海頓，首創「快—慢—快—快」四樂章的型式。一首交響曲四個樂章（浪漫樂派的樂章更多），多數已含蓋中醫（1）陽性效果的陽性音樂處方（急板與快板）、（2）中性效果的平性音樂處方（中板與行板）、（3）陰性效果的音樂處方（慢板與緩板）、（4）混板樂章（綜合「快＋中＋慢」板）。

一個樂章含「快—中—慢」混板型者，在 1810 年浪漫樂派以後更為多見。一首交響曲，幾可包含中醫的五大類音樂處方，為能感受不同處方的效果，臨診會先提供如下的「十大交響曲」給患者聆聽，並要求能寫出聽後的感想。

1. 貝多芬：第 6-7-9 號交響曲（3 選 1）

2. 孟德爾頌：第 3-4-5 號交響曲（3 選 1）

3. 聖桑：第 3 號交響曲（管風琴）

4. 比才：C 大調交響曲

5.柴可夫斯基：第 5-6 號交響曲（2 選 1）

6.德弗扎克：第 9 號交響曲

7.西貝流士：第 1-2-6 號交響曲（3 選 1）

8.杜卡：C 大調交響曲

9.拉赫曼尼諾夫：第 2 號交響曲

10. 艾伍士：第 1 號交響曲

　　在中醫音樂治療之一的「陰陽法」，如 「以陽治陰法或以陽治陽法」， 利用管弦樂曲的處方，其效果最強、最直接。如低潮煩悶時，聆聽貝多芬的「第 3 號交響曲第四樂章＋第 7 號交響曲第四樂章＋第 9 號交響曲第一或第四樂章（《快樂頌》）」，腦啡分泌增加，歡欣舒暢、低潮消失。

　　如果不喜歡上例「陽中之陽」強度的樂章，另可選擇「陽中之陰」的作品。如西貝流士的「第 1 號交響曲第四樂章＋第 2 號交響曲第四樂章＋第 5 號交響曲第三樂章＋第 6 號交響曲第一樂章」，聽後舒適快樂，就像西貝流士般長壽（92 歲）。另如後列的三組圓舞曲，任選一組聆聽，聽時快樂、聽後歡愉。

　　若當時都不喜管弦樂曲的磅礡與嘈雜，還可選擇其他第 1 類或第 1 類混板的器樂曲（如混版第 5 類）。後列的 a 奏鳴曲類，b 弦樂小夜曲類，c 室內樂的二重奏至九重奏曲，d 鋼琴類的夜曲、敘事曲、練習曲、前奏 曲、無言歌、即興曲等，皆屬之。

　　交響曲的樂曲與自編，可將個別作曲家的作品輯成一塊或數塊 CD，如「德弗札克交響曲之二」（附件一）。亦可將不同作曲家輯成數塊 CD， 如「交響曲精選之一」（附件二）。更可將喜愛的交響曲目，與其他的樂曲混編，如「中醫的 1 之 1 號音樂解憂處方」（附件三）。並鼓勵患者，循此模式，把喜愛的交響曲樂章，自編成 CD。

(3-1)

德弗乍克交響曲（二）

1. 第5號交響曲第四樂章

2. 第6號交響曲第三樂章

3. 第6號交響曲第四樂章

4. 第7號交響曲第三樂章

5. 第8號交響曲第四樂章

6. 第9號交響曲第四樂章

交響曲精選（一）

1. 貝多芬—第9號交響曲第一樂章

2. 孟德爾頌—第4號交響曲第一樂章

3. 拉赫曼尼諾夫—
   第2號交響曲第二樂章

4. 莫札特—第40號交響曲第一樂章

5. 德弗乍克—第9號交響曲第四樂章

6. 聖桑—第3號交響曲第四樂章

7. 西貝流士—第2號交響曲第四樂章

中醫的一之1號音樂解憂處方

1. 莫札特－第40號交響曲第一樂章
2. 巴哈－第3號管弦組曲第一樂章
3. 貝多芬－第5號鋼琴協奏曲第三樂章
4. 拉赫曼尼諾夫－
    g小調大提琴奏鳴曲第二樂章
5. 舒伯特－第4號交響曲第一樂章
6. 拉富－第5號交響曲第三樂章
7. 德弗乍克－E大調小夜曲第二樂章
8. 西貝流士－第1號交響曲第四樂章

二、協奏曲

如從海頓以其 104 首的數量，確立交響曲的型式。現行「快—慢—快」三樂章的協奏曲，是由風行世界《四季小提琴協奏曲》的作者韋瓦第所建構（與早期三樂章的交響曲一樣，都是脫胎於歌劇序曲的「快慢快」曲式）。協奏曲第一樂章的快版多屬奏鳴曲式、第二樂章的行板慢版多屬浪漫曲或變奏曲式、第三樂章快版多屬輪旋曲或變奏曲式。也因此，協奏曲的第一與第三樂章，是中醫第 1 類、與第 1 類混板處方選用的對象（第二樂章，多屬第 3 類與第 5 類處方之用）。

協奏曲並非都是三樂章，有四樂章、五樂章者，更有單樂章的協奏曲。不少華人作曲家，譜寫優美、動聽，混板處方的典型單樂章協奏曲。如
  （a）曲文中的《帕米爾綺想曲》18'50（是首單樂章的口琴協奏曲）
  （b）曲文中的《十面埋伏琵琶協奏曲》21'23
  （c）馬水龍的《梆笛協奏曲》20'40
  （d）李泰祥的《酒歌》12'31（單樂章的二胡協奏曲）
  （e）劉文金的《長城隨想二胡協奏曲》28'40
  （f）何占豪與陳鋼的《梁祝小提琴協奏曲》26'13

（一）鋼琴協奏曲的樂曲與自編

提供給患者共 23 位作曲家（從巴哈→蕭士塔高維奇），在鋼琴協奏曲屬於中醫的第 1 類、與第 1 類混板處方。聽完後，a 可將譜寫多首鋼琴協奏曲的作曲家，選擇較喜愛者制成一集或多集（如莫札特）；b 或將多集的 CD，再製成特別喜愛的一集樂章；c 將不同作曲家的作品，製成精選專輯。

如「鋼琴協奏曲第 1-2 類處方之一」，集巴哈到孟德爾頌的樂章成輯（附件一）。再如「鋼琴協奏曲精選輯」，集莫札特到蕭士塔高維奇的出色樂章成輯（附件二）。

（二）小提琴協奏曲的樂曲與自編

提供給患者共 31 位作曲家（從韋瓦第→蕭士塔高維奇），在小提琴協奏曲屬於中醫的第 1 類、與第 1 類混板處方。聽完後，鼓勵患者同上鋼琴協奏曲的模式製作。

如「小提琴協奏曲第 1-2 類處方（上）」（附件三），從莫札特到布魯赫的出色集曲。又如將小提琴協奏曲第 1 類、與第 1 類混板的音樂處方，從韋瓦第至哈察都量，橫跨 200 餘年的「小提琴協奏曲精選」曲目，制成一塊 CD 如下（73'22）：

1、韋瓦第《夏小提琴協奏曲》第三樂章 2'48
2、莫札特《第 5 號小提琴協奏曲》第三樂章 8'54
3、貝多芬《D 大調小提琴協奏曲》第三樂章 10'13
4、孟德爾頌《e 小調小提琴協奏曲》第一樂章 13'30
5、布拉姆斯《D 大調小提琴協奏曲》第三樂章 7'54
7、柴可夫斯基《D 大調小提琴協奏曲》第三樂章 9'58
8、西貝流士《b 小調小提琴協奏曲》第三樂章 7'17
9、哈察都量《d 小調小提琴協奏曲》第一樂章 14'08

（三）大提琴協奏曲的樂曲與自編

大提琴素有「樂器的貴婦」之稱，與樂器的國王、女王，合為古典音樂的三大獨奏樂器。大提琴也與小提琴一樣，同賴威尼斯樂派的重視與發揚。尤其大提琴，能由只是擔任低音伴奏的配角，一躍成為三大獨奏樂器的主角。成就之功在於，威尼斯樂派作曲家們，譜寫眾多的大提琴協奏曲，居首功者當是韋瓦第。

大提琴，雖與鋼琴、小提琴併為三大獨奏樂器，唯比較顯見，

大提琴協奏曲的曲目不如前二者多。列屬於中醫的大提琴協奏曲第 1
類、與第 1 類混板處方曲目，巴洛克樂派與古典樂派在大提琴曲目的
編制與時間，一般較浪漫樂派來得小與少。其中，「海頓的第 2 號大
提琴協奏曲＋舒曼的 a 小調大提琴協奏曲＋德弗乍克的 b 小調大提
琴協奏曲」，被譽稱爲「三大大提琴協奏曲」。而奧地利的怪傑作曲
家、古爾達的《五樂章組曲式大提琴協奏曲》，不僅型式特別，旋律
更是獨樹一格、現代感豐富。

　　大提琴協奏曲在曲目與自編，如「大提琴協奏曲第 1-2 類處方之
二」（附件四），從鮑凱利尼到德弗札克的曲目成輯。

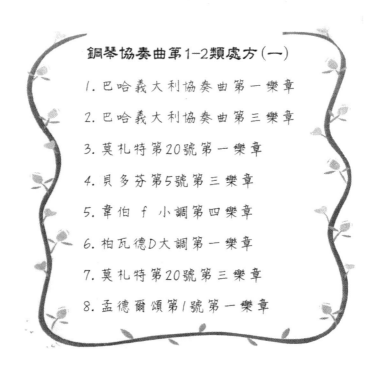

鋼琴協奏曲第1-2類處方（一）

1. 巴哈義大利協奏曲第一樂章

2. 巴哈義大利協奏曲第三樂章

3. 莫札特第20號第一樂章

4. 貝多芬第5號第三樂章

5. 韋伯 f 小調第四樂章

6. 柏瓦德D大調第一樂章

7. 莫札特第20號第三樂章

8. 孟德爾頌第1號第一樂章

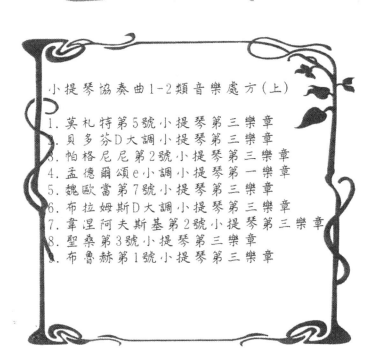

鋼琴協奏曲精選輯

1. 莫札特－第20號第一樂章

2. 貝多芬－第5號第三樂章

3. 孟德爾頌－第1號第一樂章

4. 蕭邦－第2號第三樂章

5. 拉赫曼尼諾夫－第3號第三樂章

6. 蓋希文－F大調第三樂章

7. 蕭士塔高維奇－第2號第一樂章

小提琴協奏曲1-2類音樂處方(上)

1. 莫札特第5號小提琴第三樂章
2. 貝多芬D大調小提琴第三樂章
3. 帕格尼尼第2號小提琴第三樂章
4. 孟德爾頌e小調小提琴第一樂章
5. 魏歐當第7號小提琴第三樂章
6. 布拉姆斯D大調小提琴第三樂章
7. 韋涅阿夫斯基第2號小提琴第三樂章
8. 聖桑第3號小提琴第三樂章
8. 布魯赫第1號小提琴第三樂章

大提琴協奏曲1-2類處方(二)

1. 鮑凱利尼D大調第一樂章

2. 鮑凱利尼G大調第一樂章

3. 鮑凱利尼G大調第三樂章

4. 舒曼 a 小調第三樂章

5. 拉羅 d 小調第一樂章

6. 聖桑第 1 號第三樂章

7. 德弗乍克 b 小調第一樂章

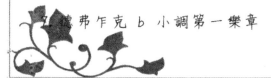

三、序曲與交響詩

　　無論是歌劇類序曲或音樂會序曲，歌劇類序曲無論是義大利式序曲、或法國式序曲、或只有兩個樂段的序曲、或奏鳴曲式序曲、或曲式獨立自由的前奏曲。除華格納少數幾首比較陰鬱的前奏曲外（如《帕西法爾前奏曲 13'01》與《崔斯坦與伊索德前奏曲 12'46》），餘皆能秉持蒙台威爾第初創「快板序曲」的原味。是以，絕大多數序曲均可作為中醫的第 1 類、與第 1 類混板處方：

（1）有一路暢快到底，如莫扎特的《費加洛序曲 3'57》、史梅塔納的《交易新娘序曲 6'32》等。

（2）有前慢後快的，如貝多芬多數的序曲。

（3）有慢快各半的，如奧芬巴哈的《天堂與地獄序曲 9'55》。

（4）有快慢快、或慢快慢快等高低起伏幾回者，這是大半序曲的特色。

　　大半序曲具「混板處方」的特色，此「合劑效用」猶如後敘鋼琴類的混板處方一樣：如

A「肝腎合劑」（第 1＋第 5 類處方）——馮威廉斯的《黃蜂序曲》、蓋希文的《古巴序曲》；

B「肝肺合劑」（第 1＋第 4 類處方）——屈文中的《帝女花序曲》；

C「肝脾腎合劑」（第 1＋第 3＋第 5 類處方）——孟德爾頌的《芬加爾洞窟序曲》、艾爾加的《在南方序曲》、羅西尼多數的序曲。

　　序曲，除歌劇類序曲（含話劇序曲與華格納前奏曲）與音樂會序曲。尚有「多樂章的序曲」（如組曲篇，巴哈的四首《管弦組曲第一樂章》）、「多樂章的前奏曲」（如協奏曲篇，古爾達的《五樂章大提琴協奏曲第一樂章》）等，以及鋼琴類的前奏曲（如蕭邦、拉赫曼尼諾夫的《前奏曲》。本文只選用前二者，後二者列於它處。唯「交

響詩之父」李斯特首創的單樂章交響詩，與同以「人、事、時、地、物、景」為題材的音樂會序曲相似，將之併列此單元。

首創交響詩的李斯特，將四樂章的交響曲濃縮成單樂章的交響詩，此其一；交響詩的內容，多以詩作、畫作、民情、史詩、英雄事蹟、大自然等為材料，此其二。故而，交響詩與音樂會序曲一樣，同在進行「風景音樂化＋文學音樂化＋美術音樂化＋哲學音樂化＋國情音樂化＋人物音樂化」等。

本單元選用的曲目，仍以單樂章的交響詩為主（CD5 理查史特勞斯除外）。至於多樂章的聯篇交響詩，另列之。從李斯特（1811-1886）首創交響詩開始，直至理查史特勞斯（1864-1949），這段浪漫樂派橫跨現 代樂派，是交響詩的生產亢盛期，尤其李斯特、德弗乍克、西貝流士、理查史特勞斯四位譜寫最多。

兩者比較之，交響詩的樂曲時間多數較序曲為長，有如縮小版的電影情節一樣，混板的感受亦較為強烈，尤其李斯特與理查史特勞斯的交響詩。這也反應，以取得中醫第 1 類、與第 1 類混板處方的效果而言，序曲較之交響詩來得直接、明顯、有感。而多數的交響詩，因其樂曲時間較長且混板多元，更可方便中醫在「合劑處方」的應用，尤其是「肝脾腎型＝第 1＋3＋5 類劑型」（如西貝流士的《傳奇》17'53）、「肝肺型＝第 1＋4 劑型」（如史可里雅賓的《普羅米修斯》21'40）、「肝肺腎型＝第1＋4＋5 類劑型」（如拉赫曼尼諾夫的《死之島》19'38）等。

最後，序曲、交響詩的樂曲與自編，如「序曲精選之二」（附件一）、「交響詩精選」（附件二）。並鼓勵患者，可將最喜愛的序曲與交響詩曲目，混編一塊「序曲＋交響詩」CD。

序曲精選(二)

1. 蘇佩-詩人與農夫
2. 史梅塔納-交易新娘
3. 布拉姆斯-大學慶典序曲
4. 拉富-柯伯德夫人
5. 柏瓦德-悲劇
6. 屈文中-帝女花幻想序曲
7. 德弗乍克-狂歡節序曲
8. 伯恩斯坦-康第德序曲

交響詩精選

1. 李斯特-第3號交響曲前奏曲
2. 聖桑-骷髏之舞
3. 西貝流士-傳奇
4. 西貝流士-芬蘭頌
5. 拉赫曼尼諾夫-死之島
6. 西貝流士-春之歌

四、幻想曲＋隨想曲＋狂想曲

　　幻想曲是三者出現最早，沒有固定型式、不嚴格遵循特定的曲式，作曲家只憑個人的自由想像，依其奔放的樂思所創作的樂曲。隨想曲，一樣是結構自由、不屬於任何一種曲式，具有「隨意性＋奇特性＋詼諧性＋即興性＋技巧性＋異國、民族性」的樂曲。是而，隨想曲又稱「奇想曲」或「綺想曲」。狂想曲的出現是三者中最晚，卻是最自由奔放。狂想曲，集合「民族性＋史詩性＋民歌性＋敍事性」等之特質，也是三者中最具民族色彩。

　　幻想曲、隨想曲、狂想曲，無論是單樂器演奏、或是管弦樂團的合奏與協奏，也無論其多自由、多任性、多隨意，混板的曲式有如序曲與交響詩（合劑的應用）。有 a 快慢快、有 b 慢快慢、有 c 前段是「慢行板」紓發而後段卻「快急板」激發者，多數可為「混板處方」的合劑應用，尤其「肝脾腎曲型＝第 1＋第 3＋第 5 類」、「肝腎曲型＝第 1＋第 5 類」者。較特別的曲例，如拉赫曼尼諾夫的《懸崖幻想曲 12'34》，具有「第 1＋第 5 類的合劑效果＝肝腎合劑」可列於此單元，唯其柔美、漂渺、夢幻的成分居多，將之歸於幻想曲的第 5 類處方。

　　以處方的運用而言：

（1）幻想曲，無論是單樂章或多樂章，其曲目數量皆為三者之冠，選用第 1 類、與第 1 類混板處方者也是最多，如已製成的 3CD（選用第 5 類者亦是最多）；

（2）隨想曲的曲目，有 a 景物隨記的隨想曲、有 b 表現技巧高超的奇想曲、有 c 講求巧思浪漫的綺想曲，也以第 1 類、與第 1 類混板處方者居多，如製成一塊 CD；

（3）狂想曲熱情豪邁，多屬第 1 類、與第 1 類混板處方，如製成兩塊 CD。

綜合「幻想曲＋隨想曲＋狂想曲」的曲目，鼓勵患者將最喜愛的曲目自編，如「幻想曲＋隨想曲＋狂想曲精選之一」（附件一）。

幻想曲.隨想曲.狂想曲精選(一)
1. 貝多芬－c小調幻想曲第一樂章
2. 史坦福－第5號爾蘭狂想曲
3. 薩拉沙泰－巴斯克隨想曲
4. 佛瑞－長笛幻想曲
5. 安奈斯可－第1號羅馬尼亞狂想曲
6. 貝多芬－c小調幻想曲第二樂章
7. 蕭邦－幻想曲
8. 高沙可夫－
　　塞爾維亞主題式幻想曲
9. 拉赫曼尼諾夫－升c小調幻想曲
10. 貝多芬－c小調幻想曲第三樂章

五、組曲

組曲可簡分爲兩類，古代組曲與現代組曲。兩者的相同點，都是由時間長短不一的多樂章樂曲構成。組曲，多數由管弦樂團、少數由單類樂器演奏。

「古代組曲」從中世紀起，直至巴洛克樂派時期達其頂峰，以音樂之父巴哈、音樂之母韓德爾爲其代表。是而，古代組曲又稱爲「巴洛克組曲」，因其組成分子皆爲不同的舞曲，故又稱「舞樂組曲」。

古代組曲的樂曲結構較爲單純，「現代組曲」從 19 世紀開始，也就是以「人—事—景—物—地—時—節」等爲其題材，作曲家以此進行「內心世界音樂化」的浪漫樂派開始，故亦稱「情節組曲」。現代組曲，可簡分爲「戲劇類組曲」與「非戲劇類組曲」兩大類。

如同多樂章的交響曲與協奏曲一樣，組曲的樂章皆由急板、快板、中板、行板、慢板等合成。也因此，一首組曲有可能如交響曲一樣，或已包含中醫五大類處方的曲目。

與之前曲類的比較：

（一）選用的組曲曲目屬於第 1 類、與第 1 類混板劑型者，其旋律表達的情緒較爲直接、簡捷、均整，很適合音樂處方的「單劑應用」。卽使選用巴哈三首組曲的第一樂章，其時間較長（《管弦組曲第 1-2-3 號第一樂章》的時間，各爲 6'29、9'46、10'18），但旋律均整，亦適合「通治七情第 1 類肝劑」的單劑處方使用。

（二）組曲因時間較短，不像交響曲、協奏曲、序曲、交響詩、幻想曲、隨想曲、狂想曲等曲類，其多數樂章的時間較長，且混板、情緒的高低起伏較大，較可用在「合劑處方」。如之前所例，以快樂處方的「肝劑」爲主幹，或 a「＋脾劑」（肝脾合劑使用）、或 b「＋肺劑」（肝肺合劑使用）、或 c「＋腎劑」（肝腎合劑使用）、或是其中二者（如 d 肝脾腎三合劑、或 e 肝脾肺三合劑），這些合劑的應用，都屬中醫「陽中之陰」的治療處方。

多數組曲以其時間不長，取得第 1 類、與第 1 類混板處方的效果，也更直接、有感，如「組曲精選之一」（附件一）。

組曲精選（一）
1. 巴哈管弦組曲第3-1序曲
2. 馮威廉斯-英國民謠組曲-1
3. 馮威廉斯-英國民謠組曲-3
4. 比才-阿萊城姑娘-4小步舞曲
5. 比才-阿萊城姑娘-5法蘭德爾舞曲
6. 哈察都量-假面舞會第一曲
7. 哈察都量-假面舞會第五曲
8. 西貝流士-卡蕾利亞組曲-1
9. 西貝流士-卡蕾利亞組曲-3
10. 拉威爾-庫普蘭之墓組曲-1
11. 拉威爾-庫普蘭之墓組曲-6
12. 拉威爾-鵝媽媽組曲-3
13. 葛利格-霍爾堡組曲-1前奏曲
14. 阿爾班尼士-西班牙組曲-5
15. 阿爾班尼士-西班牙組曲-8
16. 霍爾斯特-行星組曲-火星

六、圓舞曲

　　圓舞曲是古典音樂中，最容易辨識的曲式之一。圓舞曲的出產國是德奧地區，其演進的三部曲為：a 原是農民在戶外踏跳、慢板的藍德勒舞曲→b 之後，經奧地利小提琴家藍納（Lanner）的改良→c 最後，由史特勞斯家族大量創作的發揚（尤其小約翰史特勞斯）。如從韋瓦第譜寫四百餘首協奏曲被譽稱「協奏曲之父」、海頓寫出 104 首的交響曲被譽為「交響曲之父」，小約翰史特勞斯一生創作 400 多首的圓舞曲，被尊稱「圓舞曲之父」。

　　圓舞曲約三類：

　　（一）速度皆屬「稍快板」的圓舞曲，都可為中醫的第 1、與第 1 類混板類處方。維也納的圓舞曲，一般是以慢板當導奏、接著數段稍快板的優美旋律，最後回到第一段，速度稍些變化，但旋律仍是均整。是而，不喜歡或有時不喜歡氣勢磅礡的第 1-2 類樂曲時，可選圓舞曲聆聽，以其「肝脾合劑」（第 1＋3 類處方）的屬性較強。這是第一類的圓舞曲，都是管弦樂團演奏。

　　（二）諸多作曲家，在創作多樂章的交響曲、小夜曲、組曲等，會將圓舞曲融入其間，此為第二類的圓舞曲，也都是管弦樂團演奏。尤其組曲的含量最多，如哈察都量的《面具組曲第一樂章 4'07》、蕭士塔高維契的《第 1 號爵士組曲第二樂章 2'37》與《第 2 號爵士組曲第二樂章 2'35、第四樂章 3'19、第六樂章 3'41》等。

　　（三）第三類的圓舞曲，屬於蕭邦首創的鋼琴類圓舞曲，即借「圓舞曲」之名，但並非完全是舞曲，後輩的作曲家亦多仿之。本文選用蕭邦與布拉姆斯二者，符合第 1 類、與第 1 類混板處方之用的鋼琴類圓舞曲，前者時間較長、選用 7 首，後者時間更短、選用 3 首。

　　以樂曲時間比較之，第三類圓舞曲，與第二類在「小夜曲＋組曲」中的圓舞曲，都比第一類的維也納圓舞曲短。例外的是，李斯特的《第 1 號梅菲斯特圓舞曲》長達 15'38，其速度混板可為「肝＋脾」

混劑處方使用（即「第 1＋3 類」的音樂劑型）。如下的「圓舞曲精選一」（附件一），曲目時間短者，可爲第 1 類的單劑快樂處方；時間長者，可爲「肝脾合劑」、「肝腎合劑」、或「肝脾腎合劑」等混板應用。

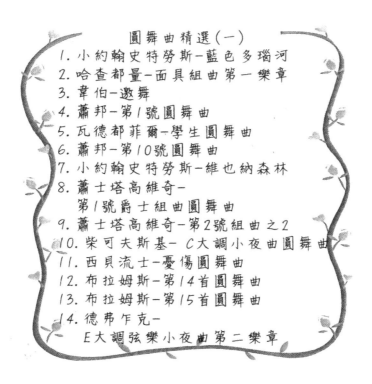

圓舞曲精選（一）
1. 小約翰史特勞斯－藍色多瑙河
2. 哈查都量－面具組曲第一樂章
3. 韋伯－邀舞
4. 蕭邦－第1號圓舞曲
5. 瓦德都菲爾－學生圓舞曲
6. 蕭邦－第10號圓舞曲
7. 小約翰史特勞斯－維也納森林
8. 蕭士塔高維奇－
   第1號爵士組曲圓舞曲
9. 蕭士塔高維奇－第2號組曲之2
10. 柴可夫斯基－C大調小夜曲圓舞曲
11. 西貝流士－憂傷圓舞曲
12. 布拉姆斯－第14首圓舞曲
13. 布拉姆斯－第15首圓舞曲
14. 德弗乍克－
    E大調弦樂小夜曲第二樂章

七、進行曲

進行曲如同圓舞曲，是古典音樂最易被辨識的曲式之一。進行曲與圓舞曲，兩者也如後敘的詼諧曲、輪旋曲一樣，是多樂章樂曲常見的一個樂章，如交響曲、組曲、協奏曲、弦樂小夜曲等。

進行曲，最原始的目的在於軍隊、團隊、集體等之用，以其能振奮精神、提高士氣、團結人心等效果。進行曲的旋律簡單、規則、明快，其節奏強烈強壯，使用以小號諸銅管類、鼓類、敲擊類等陽性的樂器為主。圓舞曲，多屬「陽中之陰」的曲目；進行曲，多屬「陽中之陽」的用劑。

進入「內心世界音樂化」的浪漫樂派時期，進行曲的發展更是多元、精緻、藝術，且多屬管弦樂團演奏。以「人―事―時―地―物―國家―民族」等為題材，進行「內心世界音樂化」的進行曲，雖樂曲時間長短不一，但樂思的應用更多元更廣泛。

（一）人：如 a 老約翰史特勞斯的《賴雷基進行曲 2'22》、b 奧爾福德的《波基上校進行曲 3'50》等。

（二）國家民族：如 a 白遼士的《匈牙利進行曲》、b 小約翰史特勞斯的《俄羅斯進行曲 3'19》與《埃及進行曲 4'51》、c 柴可夫斯基的《斯拉夫進行曲 9'09》、d 舒拉梅爾的《永遠的維也納進行曲》、e 提斯的《我的奧地利進行曲》等。

（三）事物：此類數量佔進行曲之冠，如下所例

1、婚――如孟德爾頌的《結婚進行曲 5'55》。

2、喪――如白遼士的《哈姆雷特葬禮進行曲 8'57》、貝多芬的《第 12 號鋼琴奏鳴曲第三樂章 6'21》。

3、喜――如威爾第的《阿伊達進行曲 6'08》。

4、慶――如小約翰史特勞斯的《失土重光歡慶進行曲 3'27》。

5、事＋物――蘇沙的《永遠的星條旗進行曲 3'22》。

6、事＋物――約瑟夫華格納的《雙頭鷹進行曲 3'23》。

其中，譜寫 136 首進行曲的美國作曲家蘇沙，在 1890 年被譽稱為「進行曲之王」，本文只選用 6 首（精選 3 首）。老約翰史特勞斯的《賴雷基進行曲》，是每年元旦「維也納新年音樂節」的壓軸曲目。猶如艾爾加的《第 1 號威風凜凜進行曲》，也是每年夏季倫敦「消遙音樂節」的壓軸曲目之一。而進行曲的自編，如「進行曲精選」（附件一）。

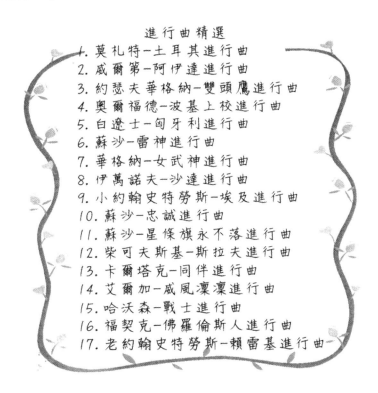

進行曲精選
1. 莫札特－土耳其進行曲
2. 威爾第－阿伊達進行曲
3. 約瑟夫華格納－雙頭鷹進行曲
4. 奧爾福德－波基上校進行曲
5. 白遼士－匈牙利進行曲
6. 蘇沙－雷神進行曲
7. 華格納－女武神進行曲
8. 伊萬諾夫－沙達進行曲
9. 小約翰史特勞斯－埃及進行曲
10. 蘇沙－忠誠進行曲
11. 蘇沙－星條旗永不落進行曲
12. 柴可夫斯基－斯拉夫進行曲
13. 卡爾塔克－同伴進行曲
14. 艾爾加－威風凜凜進行曲
15. 哈沃森－戰士進行曲
16. 福契克－佛羅倫斯人進行曲
17. 老約翰史特勞斯－賴雷基進行曲

八、詼諧曲、幽默曲等

　　詼諧曲、輪旋曲、幽默曲、常動曲、觸技曲、嬉遊曲、弦樂小夜曲、變奏曲等八種，均具有「詼諧、輪旋、幽默、炫技、常動、變動、嬉遊」等陽類屬性的樂曲，多可為中醫第 1 類、與第 1 類混板處方的選用。前五者都屬單樂章，嬉遊曲與弦樂小夜曲都屬多樂章，變奏曲有單樂章也有多樂章。除嬉遊曲外，詼諧曲、輪旋曲、幽默曲、常動曲、觸技曲、小夜曲、變奏曲，均常為協奏曲、交響曲、組曲、奏鳴曲、重奏曲等多樂章器樂曲的一個樂章，尤其詼諧曲與輪旋曲更是多見。

　　（一）詼諧曲
　　又稱諧謔曲，如其字義，是屬速度輕快活潑、節奏活耀強烈的樂曲。貝多芬在其交響曲以詼諧曲代替小步舞曲（海頓與莫扎特的交響曲第三樂章仍是使用小步舞曲），詼諧曲始固定使用在四樂章的交響曲、奏鳴曲、四重奏等之第三樂章，此後廣被採用。詼諧曲，少數單獨樂章（如蕭邦的《詼諧曲》），多數安排在交響曲、奏鳴曲、四重奏等第三或第二樂章的位置。是而，屬於中醫第 1 類、與第 1 類混板處方的詼諧曲，隨處可選用，如下「詼諧曲 CD 之一」的曲目。
　　另單獨樂章的詼諧曲，是蕭邦首創。蕭邦的《四首詼諧曲》，顯明以「ABA」三段：「主題─中段─主題」的方式譜寫，中段是柔美、前後卻是剛烈，可為第 1 類、與第 1 類混板處方的選用。
　　《詼諧曲 CD 之一（74'34）》
　　1. 蕭邦：第 1 號詼諧曲 9'56
　　2. 蕭邦：第 2 號詼諧曲 9'56
　　3. 貝多芬：第 3 號交響曲第三樂章 5'29
　　4. 舒伯特：第 9 號交響曲第三樂章 11'18
　　5. 孟德爾頌：詼諧曲 4'44（《仲夏夜之夢》）

6.鮑羅定：第 3 號交響曲第二樂章 8'45

7.聖桑：第 1 號交響曲第二樂章 4'31

8.高沙可夫：第 1 號交響曲第三樂章 4'57

9.理查史特勞斯：家庭交響曲第二樂章 6'27

10. 拉赫曼尼諾夫：第 2 號交響曲第二樂章 10'31

（二）輪旋曲

又稱輪舞曲、迴旋曲，其特色是多段組合，最基本的組合型式爲「ABACA」。輪旋曲，是屬活潑、歡樂、熱烈的舞曲，通常以愉悅、輕快的速度終結全曲。是而，交響曲、奏鳴曲、協奏曲、弦樂小夜曲、組曲等多樂章樂曲，一般會以輪旋曲以終樂章的身分，排在詼諧曲的後面。尤其協奏曲的終樂章，總是以輪旋曲結束全曲且數量之多，莫扎特可謂是第一人。

輪旋曲，如同詼諧曲少數是單樂章，多數是多樂章樂曲的終樂章。也如同詼諧曲，可列入中醫第 1 類、與第 1 類混板處方的曲目者，隨處皆是，如下「輪旋曲 CD 之二」。

《輪旋曲 CD 之二（72'44）》

1.莫扎特：D 大調鋼琴輪旋曲 10'18

2.巴哈：嘉禾輪旋詩 2'49

3.莫扎特：a 小調鋼琴輪旋曲 9'21

4-5. 舒伯特：b 小調小提琴輪旋曲 13'55

6.聖桑：隨想輪旋曲 9'05

7.貝多芬：第 5 號小提琴奏鳴曲第四樂章 6'21

8.德弗乍克：g 小調大提琴輪旋曲 7'55

9.德布西：春之輪旋曲 8'09

10. 莫扎特：降 B 大調小提琴輪旋曲 6'11

（三）幽默曲＋常動曲＋觸技曲

1、「幽默曲＋常動曲＋觸技曲」，多屬節奏明快的曲目，可為中醫的第 1 類、與第 1 類混板音樂處方。差別之一，幽默曲與常動曲的時間，一般較觸技曲短；差別之二，幽默曲與觸技曲多屬「快慢」兩段式或多次兩段式的組合，常動曲卻是從頭到尾一路暢快到底。

2、幽默曲又稱「滑稽曲」，出現於浪漫樂派的 19 世紀，性質類似詼諧曲，其特色是幽默、風趣、愉悅、恬雅、旋律短小的樂曲。

3、常動曲又稱「音樂玩笑」，也名為「永動曲、恆動曲、無窮動」，其特色是從頭到尾以同樣速度的快速行進，可以自始至終沒有休息的演奏。

4、觸技曲，是三者出現最早，起源於文藝復興時期的義大利北部（1590 年），當時是指「高速技巧＋快速強烈＋樂節複雜」的樂曲；進入巴洛克時期，義大利的觸技曲由鍵盤樂發展成常動曲；觸技曲傳至德國達到高峰，尤其巴哈觸技曲的技巧高超困難，更影響後輩的作曲家。

茲將三類樂曲，依幽默曲→常動曲→觸技曲之次序，集成一塊 CD（75'20）如下。

1.舒曼：第 1 號幽默曲 5'59

2.舒曼：第 2 號幽默曲 4'46

3.舒曼：第 5 號幽默曲 3'14

4.德弗乍克：第 1 號幽默曲 2'24

5.德弗乍克：第 2 號幽默曲 2'38

6.德弗乍克：第 7 號幽默曲 2'21

7.西貝流士：第 1 號幽默曲 3'40

8.西貝流士：第 2 號幽默曲 2'08

9.西貝流士：第 3 號幽默曲 3'48

10. 帕格尼尼：常動曲 3'40

11. 小約翰史特勞斯：常動曲 2'54

12. 諾維克：常動曲 2'41

13. 拉威爾：常動曲 3'35

14. 巴哈：d 小調觸技曲與賦格 3'11

15. 巴哈：c 小調觸技曲 11'13

16. 舒曼：C 大調觸技曲 6'35

17. 拉威爾：觸技曲 3'36

18. 馮威廉斯：觸技曲 5'15

19. 史特拉文斯基：觸技曲 5'46

（四）嬉遊曲與弦樂小夜曲

同屬 18 世紀古典樂派時期，貴族音樂的姐妹曲。嬉遊曲，a 如其字義，是 18 世紀王宮貴族在室內晚宴時、嬉笑玩樂的樂曲；b 由於在室內晚宴，不宜吵雜，樂團人數約 3-8 人、樂器約 3-4 種、樂曲約 3-5 樂章、每樂章時間約 1-4 分鐘；c 短小的樂曲，樂章含有慢板、行板、中板、快板、急板，曲式含有小步舞曲、奏鳴曲式、進行曲、變奏曲，其中小步舞曲含量最多。

弦樂小夜曲，a 如其字義，與晚間音樂（Nachtmusic）、嬉遊曲一樣，都是 18 世紀在晚間演奏的樂曲；b 與嬉遊曲差別之一，嬉遊曲通常在室內演奏，弦樂小夜曲則在室外花園露天演奏，作爲露天晚宴、慶典、餘興之用；c 與嬉遊曲差別之二，因在室外演奏，樂團人數較多、使用樂器較多、樂章較多（3-8 樂章）、樂章時間較長（3-11 分鐘），曲式更添加有浪漫曲與輪旋曲。

同屬 18 世紀的兩種貴族音樂，進入 19 世紀，貴族音樂瓦解，多位作曲家以小夜曲爲名，譜成多首「音樂會小夜曲」。茲舉莫扎特的六首嬉遊曲、七首弦樂小夜曲，另與布拉姆斯、柴可夫斯基、德弗乍克、艾爾加、布列頓的音樂會小夜曲，選出中醫第 1 類、與第 1 類混板的處方曲目，制成二塊 CD，如下 CD 之一。

《嬉遊曲＋小夜曲」CD 之一（73'43）》

莫扎特 1-8 曲：

1.降 E 大調嬉遊曲第五樂章 2'07（k166）

2.降 B 大調嬉遊曲第五樂章 2'08(k186)

3.降 F 大調嬉遊曲第一樂章 4'21(k213)

4.降 E 大調小夜曲第一樂章 7'52

5. c 小調小夜曲第四樂章 6'29

6.降 B 大調小夜曲第一樂章 9'00

7.降 B 大調小夜曲第七樂章 3'18

8.小小的晚間音樂第一樂章 6'14

9.布拉姆斯：第 1 號小夜曲第一樂章 11'31

10. 布拉姆斯：第 1 號小夜曲第五樂章 2'19

11. 布拉姆斯：第 1 號小夜曲第六樂章 5'09

12. 柴可夫斯基：C 大調小夜曲第二樂章 3'40

13. 柴可夫斯基：C 大調小夜曲第四樂章 7'39

14. 艾爾加：e 小調小夜曲第一樂章 3'56

（五）變奏曲

1、變奏曲始於文藝復興時期，是依主題（A）不斷再變化（A1、
  A2、A3……）的樂曲，即「主題＋不斷反覆變化=主題變形
  =旋律＋節奏＋和聲＋對位＋配器等之變化=A＋A1＋A2＋A3
  ＋……」。

2、變奏曲以三種方式呈現，（1）多段樂曲：如巴哈的《郭德
  堡協奏曲》，此類變奏曲每一樂段的時間偏短（交響變奏曲
  除外），《郭德堡變奏曲》共 32 樂段但少於 1 分鐘者有 22
  個；（2）多樂章器樂曲的一個樂章：即協奏曲、交響曲、奏
  鳴曲、組曲等多樂章樂曲的其中一個樂章（多屬慢中板），如
  舒伯特的《鱒魚五重奏》第四樂章 7'30、普羅高菲夫的《第 3

號鋼琴協奏曲》第二樂曲 9'12；（3）單獨樂章：如布拉姆斯的《D 大調變奏曲 17'08》與《d 小調變奏曲 11'06》、馮威廉斯的《富翁與乞丐五個變奏曲 13'05》。

3、變奏曲很常用在「多樂章器樂曲的一個樂章」，雖無本篇詼諧曲、輪旋曲的多，但屬於「多樂段的變奏曲」卻是為數眾多。選用其中第 1 類、與第 1 類混板的曲目，製成四塊 CD，如下多屬單樂章的 CD 之一：

《變奏曲 CD 之一（65'28）》

1. 塔替尼：柯賴里主題變奏曲 3'16
2. 莫扎特：小星星變奏曲 7'46
3. 貝多芬：唐喬凡尼變奏曲（當我們手牽手）8'50
4. 舒曼：克拉拉威克主題變奏曲 7'19
5-8. 辛德密特：韋伯主題交響變奏曲 19'21
9. 布拉姆斯：d 小調變奏曲 11'06
10. 蓋希文：我找到節奏變奏曲 8'30

（六）以上詼諧曲與幽默曲等八種樂曲，共有 14 塊 CD。將這 14 塊CD 的樂曲混合，共輯成五塊的「精選」CD。再將此五塊精選曲目，製成兩塊再精選，如下「詼諧曲＋輪旋曲＋幽默曲＋嬉遊曲＋變奏曲等再精選 CD 之一」（附件一）。但鼓勵患者，可將介紹的兩塊再精選，濃縮成一塊自己特別喜歡的「最精選 CD」。

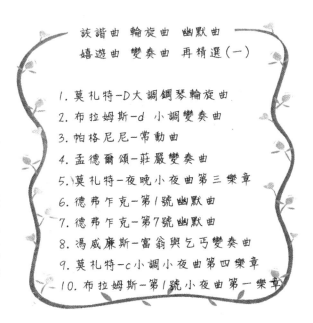

詼諧曲 輪旋曲 幽默曲
嬉遊曲 變奏曲 再精選（一）

1. 莫扎特-D 大調鋼琴輪旋曲
2. 布拉姆斯-d 小調變奏曲
3. 帕格尼尼-常動曲
4. 孟德爾頌-莊嚴變奏曲
5. 莫扎特-夜晚小夜曲第三樂章
6. 德弗乍克-第 1 號幽默曲
7. 德弗乍克-第 7 號幽默曲
8. 馮威廉斯-富翁與乞丐變奏曲
9. 莫扎特-c 小調小夜曲第四樂章
10. 布拉姆斯-第 1 號小夜曲第一樂章

九、鋼琴類的混板處方

本單元鋼琴類的混板處方，有「第 1＋第 5 類」樂曲，亦有「第 1＋3＋5類」者。中醫的第 1 類音樂處方，洋溢著快樂、歡欣、舒暢等；第 3 類處方，充滿著安和、平靜平樂等；第 5 類處方，顯露著浪漫、柔美、抒情、敘事、詩意、畫境、飄渺、夢幻、靜鬱等。輯選的曲目，以單首聆聽、或整輯的感受，都能取得「第 1＋第 5 類」或「第 1＋3＋5 類」混板處方的音樂效果。

介紹的鋼琴類混板處方，由啟動浪漫樂派的舒伯特開始，依序計有即興曲、樂興之時、無言歌、浪漫曲、夜曲、練習曲、敘事曲、前奏曲、間奏曲、船歌、華麗曲等 11 種樂曲。以中醫而言，這些樂曲流暢帶有柔美，以其「陽中有陰」，可置於此當爲「第 1＋第 5 類」處方使用；抒情中有歡樂，以其「陰中有陽」，又可爲混板的第 5 類處方之用。

以上 11 類樂曲，輯成七組共九塊的「初選 CD」：

（1）CD1＝即興曲＋樂興之時；

（2）CD2＝無言歌＋浪漫曲；

（3）CD3-4＝夜曲；

（4）CD5＝練習曲；

（5）CD6-7＝敘事曲；

（6）CD8＝前奏曲＋間奏曲；

（7）CD9＝船歌＋華麗曲。

可知，夜曲與敘事曲的曲目多達兩塊 CD，練習曲集有 1 塊 CD，餘則二種樂曲輯成 1 塊 CD。並鼓勵患者，可由此九塊的初選 CD，濃縮成三四塊的「精選」與一兩塊「再精選」，再從再精選縮成一塊的「最精選」。如附件一，「混板處方精選之二」。

（一）即興曲＋樂興之時

所謂「即興曲」（impromptu），雖是一時興致、不受拘束、即席隨性，唯非完全即興，而是在既有的音樂型式進行即興創作，如變奏曲式、如三段曲式、如歌似曲式等。所謂「樂興之時」（moment)，又稱「音樂的瞬間」，是作曲家一時瞬間的靈感，譜出陶醉在其間愉悅的音樂小品。「樂興之時」比「即興曲」短小，卻更即興、更隨性、更輕快。

舒伯特被譽稱爲「歌曲之王」，但「即興曲＋樂興之時」的特性小品一樣被崇高讚譽，甚堪與貝多芬匹配。蓋如歌似的特性器樂小品，就如其衆多的藝術歌曲般，流暢並柔美地啟動浪漫樂派的來臨。

所謂「特性小品」，是指浪漫抒情、旋律優美、輕快歡樂的音樂小品（樂曲時間較短），這些曲型多兼有「器樂曲＋聲樂曲」的特徵。而這些「特性」，即是中醫「第 1＋第 5 類」處方的音樂效果。

茲將「即興曲＋樂興之時」，制成一塊初選 CD。「即興曲」部分＝舒伯特共八首取其 3＋蕭邦四首全部採之＋佛瑞六首取 2＋拉羅作品 op4 取其 1。「樂興之時」部分，舒伯特與拉赫曼尼諾夫各有譜寫六首，同採 3 首。

<鋼琴類混板處方 CD 之 1>
《即興曲＋樂興之時 CD（74'23）》
其一即興曲部分
1.舒伯特：第 1 號即興曲 10'06
2.舒伯特：第 2 號即興曲 4'49
3.舒伯特：第 4 號即興曲 7'41
4.蕭邦：第 1 號即興曲 3'30
5.蕭邦：第 2 號即興曲 5'39
6.佛瑞：第 2 號即興曲 3'35
7.佛瑞：第 3 號即興曲 4'47

8.蕭邦：第 3 號即興曲 6'25

9.蕭邦：第 4 號即興曲 5'08

10. 拉羅：op4 第 1 號即興曲 4'23

其二樂興之時部分

11. 舒伯特：第 3 號樂興之時 2'01

12. 舒伯特：第 4 號樂興之時 5'34

13. 舒伯特：第 5 號樂興之時 2'28

14. 拉赫曼尼諾夫：第 2 號樂興之時 3'21

15. 拉赫曼尼諾夫：第 4 號樂興之時 3'11

16. 拉赫曼尼諾夫：第 6 號樂興之時 4'25

（二）無言歌＋浪漫曲

在莫扎特的 27 首鋼琴協奏曲、貝多芬的 32 首鋼琴奏鳴曲，兩位巨匠讓鋼琴的表演藝術達其頂峰之後。進一步，讓鋼琴器樂曲進行「歌曲化＋詩化」，除領頭羊舒伯特（1797-1828）的「即興曲＋樂興之時」，接著即屬年齡相近的「四人組」=孟德爾頌（1809-1847）＋蕭邦（1810-1849）＋舒曼（1810-1856）＋李斯特（1811-1886）。

孟德爾頌獨創的特性小品《無言歌》（song without word），如其字義即「沒有歌詞的歌曲」。是以約在三分鐘以下的時間，進行鋼琴器樂曲的「歌曲化＋詩化」。

「浪漫曲」(romance)，如「小夜曲」一樣，原都是浪漫、抒情、柔美的聲樂曲。因而，器樂化的浪漫曲，如從「無言歌」，原已具有「歌曲＋詩意」的特質。比較之：

a 器樂浪漫曲的樂曲時間，一般比無言歌長；

b 浪漫曲可為單樂章（如下例舒曼、德弗乍克、薩拉沙泰、李斯特、聖桑），亦常為多樂章樂曲的其中一個樂章（如莫扎特《第 20 號 d 小調鋼琴協奏曲》的第二樂章）；

c 古典樂派的莫扎特、貝多芬，都譜寫過浪漫曲（如貝多芬的《第 1 號浪漫曲 8'00》與《第 2 號浪漫曲 9'27》），唯進入浪漫樂派時期，浪漫曲始大量出現。

　　茲將「18 首無言歌＋6 首浪漫曲」，輯成一塊 CD。孟德爾頌的 49 首《無言歌》，多數輕快、流暢、抒情、柔美，只選用 18 首。每隔 3 首，插入 1 首浪漫曲，莫扎特、舒曼、李斯特三者的浪漫曲以鋼琴獨奏，而聖桑、德弗乍克、薩拉沙泰則以小提琴主奏。

<鋼琴類混板處方之 2>

《無言歌＋浪漫曲CD（75'46）》

1. 無言歌 op62-6（2'00）

2. 無言歌 op30-6（2'20）

3. 無言歌 op85-4（2'24）

4. 莫扎特的《d 小調浪漫曲》9'25

5. 無言歌 op109（1'46）

6. 無言歌 op67-1（2'33）

7. 無言歌 op38-2（2'05）

8. 舒曼的《升 F 大調浪漫曲》3'29

9. 無言歌 op38-6（2'44）

10. 無言歌 op19-1（3'07）

11. 無言歌 op67-4（1'47）

12. 李斯特的《e 小調浪漫曲》3'05

13. 無言歌 op53-4（3'09）

14. 無言歌 op53-1（3'14）

15. 無言歌 op62-1（2'26）

16. 聖桑的《降 d 小調浪漫曲》6'14

17. 無言歌 op85-6（2'16）

18. 無言歌 op19-6（2'42）

19. 無言歌 op30-4（3'01）

20. 德弗乍克的《爲小提琴與鋼琴而作之浪漫曲》7'04

21. 無言歌 op102-5（1'35）

22. 無言歌 op19-2（2'45）

23. 無言歌 op67-6（2'38）

24. 薩拉沙泰的《安達魯西亞浪漫曲》5'17

（三）夜曲

如從「卽興曲＋樂興之時=舒伯特」、「無言歌=孟德爾頌」一樣，談到夜曲，很自然會與蕭邦畫上等號。但首提「卽興曲」這個名稱的是 1817 年波西米亞的作曲家瓦利塞克（Vorisek），並非舒伯特；同樣，「夜曲=蕭邦」，唯首先創作夜曲的不是蕭邦，是本文的愛爾蘭作曲家費爾德，只是蕭邦的夜曲出色流廣、佔盡發揚之光。

所謂「夜曲」（nocturne)，簡言之，是爲夜晚演奏而作、或因在夜晚有所感而創作的樂曲，性質如上篇的弦樂小夜曲、嬉遊曲。唯a 夜曲都是單樂章，弦樂小夜曲與嬉遊曲都屬多樂章；b 夜曲是 19 世紀的特性小品，而後兩者卻屬 18 世紀的貴族音樂姐妹曲；c 夜曲常爲交響曲、組曲、重奏曲等多樂章樂曲的一個樂章，且夜曲一路感受的是抒情、浪漫、柔美、夢幻等。

夜曲的浪漫、抒情、柔美、夢幻，多可爲第 5 類處方之用。茲將費爾德、蕭邦、佛瑞三者的夜曲，具有「第 1＋第 5 類」處方效果者輯成二塊 CD。尤其蕭邦的夜曲，總具兩大特色：

（1）二段體——陰柔與陽剛的旋律並存；

（2）三段體（ABA）——兩段輕柔、恬靜、和緩、抒情、憂思等旋律（陰），會夾帶一段激情、激盪、衝動的旋律（陽）。

鼓勵患者，可將兩塊再濃縮成一塊特選 CD。

<鋼琴類混板處方之 3-4>

《夜曲 cd 之一（54'05）》

1. 費爾德：第 12 號夜曲 4'37

2. 費爾德：第 13 號夜曲 5'56

3. 蕭邦：第 13 號夜曲 6'09

4. 蕭邦：第 19 號夜曲 4'32

5. 蕭邦：第 20 號夜曲 4'47

6. 佛瑞：第 2 號夜曲 5'17

7. 佛瑞：第 4 號夜曲 6'21

8. 費爾德：第 2 號夜曲 3'12

9. 蕭邦：第 3 號夜曲 6'42

10. 佛瑞：第 5 號夜曲 8'32

《夜曲 cd 之二（59'54）》

1. 費爾德：第 4 號夜曲 5'27

2. 蕭邦：第 4 號夜曲 4'14

3. 蕭邦：第 7 號夜曲 5'32

4. 佛瑞：第 6 號夜曲 8'35

5. 費爾德：第 10 號夜曲 6'25

6. 費爾德：第 11 號夜曲 5'26

7. 蕭邦：第 8 號夜曲 6'07

8. 蕭邦：第 10 號夜曲 5'45

9. 佛瑞：第 12 號夜曲 6'30

10. 佛瑞：第 13 號夜曲 7'13

（四）練習曲

練習曲有兩類：原是鋼琴指法的練習教本，如《拜爾》、《徹尼》教材之類，此其一；有別於教育用練習曲，蕭邦首創音樂會練習

曲，此其二。

　　蕭邦的音樂會練習曲，非機械、枯燥、單純、乏味、平庸的練習曲。其《27 首練習曲》技巧高段，雖是特性小品、自己無特別標題（標題都是後人名之），卻如孟德爾頌的《無言歌》，已進入「內心世界的音樂化」。且旋律優美高雅、詩意盎然、輕快歡欣、流暢激盪，茲選「《op10》——12 首中的 10 首＋《op25》——12 首中的 8 首」，總共 18 首練習曲當爲中醫「第 1＋第 5 類」的音樂處方。

　　蕭邦的練習曲，影響多人。茲舉受蕭邦影響，且年齡相近的李斯特與舒曼，將此「三人組」的練習曲，制成一塊 CD（73'19）。

　　（1）李斯特部分：a《超技練習曲 12 首》選用二首（第 4 與 10 號）、b《音樂會練習曲 3 首》選用一首（第 3 號）、c《帕格尼尼大練習曲 6 首》選用四首（第 1-3-5-6 號）。

　　（2）舒曼部分：a《6 首卡農形式練習曲》選用二首（第 1 與 5 首）、b《交響練習曲》選用四首（第 10-11-12-13 首）。

<鋼琴類混板處方之 5>
《練習曲 CD（73'19）》
其一蕭邦 op10 練習曲部分（1-10）
1. 第 1 號練習曲：1'47
2. 第 2 號：1'22
3. 第 4 號：1'57
4. 第 5 號：1'35
5. 第 7 號：1'25
6. 第 8 號：2'10
7. 第 9 號：1'44
8. 第 10 號：1'55
9. 第 11 號：2'26
10. 第 12 號：2'18

其二李斯特部分

11. 李斯特：超技練習曲第 4 號 7'32

12. 李斯特：超技練習曲第 10 號 4'41

13. 李斯特：音樂會練習曲第 3 號 6'00

其三舒曼部分

14. 舒曼：六首卡農形式練習曲第 1 首 2'27

15. 舒曼：六首卡農形式練習曲第 5 首 2'16

其四蕭邦 op25 練習曲部分（16-23）

16. 第 1 號：2'15

17. 第 2 號：1'21

18. 第 4 號：1'28

19. 第 6 號：1'56

20. 第 8 號：1'03

21. 第 9 號：0'54

22. 第 11 號：3'39

23. 第 12 號：2'24

其五李斯特帕格尼尼練習曲部分（24-27）

24. 第 1 號：4'21

25. 第 3 號：4'39

26. 第 5 號：2'54

27. 第 6 號：5'07

其六舒曼交響練習曲部分（28-31）

28. 第 10 首：0'39

29. 第 11 首：1'48

30. 第 12 首：2'18

31. 第 13 首：1'07

（五）敘事曲

「敘事曲」（Ballade），如其字義，即是「講故事的樂曲」。蕭邦首創「敘事曲」，聆聽其四首的敘事曲，就如從聆聽其兩首鋼琴協奏曲，好像「都在講故事般」傾訴。

藝術的創作，本是一代傳一代：

A 布拉姆斯、李斯特、葛利格、佛瑞，亦仿效蕭邦譜寫單獨樂章的敘事曲；

B 舒曼最誇讚蕭邦的《第 1 號敘事曲》（1831-1835 完成），蕭邦譜寫《第 2 號敘事曲》題獻給舒曼（1836-1839 完成）；

C 舒曼雖無題名稱為敘事曲的音樂作品，其譜寫共八首題為《短篇小說集》（novelleten），性質卻近似敘事曲，如下 CD 之一的第 3 首，即其八首中的《第 1 號小敘事曲》。

D 西貝流士的兩首敘事曲，皆係組曲中名為「敘事曲」的一個樂章。

敘事曲，無論是單獨樂曲、或是組曲中的一個樂章，都屬「文學音樂化」與「故事音樂化」的表現，「文學＋情感」是敘事曲的標記。蕭邦首創的四首敘事曲→布拉姆斯有編號的四首敘事曲→舒曼名為《短篇小說集》的八首小敘事曲→西貝流士兩首組曲中的敘事曲，是講詩情、是短篇 小說、是描述個人故事或英雄故事等。

本文依上述的作曲家，輯成兩片 CD。除西貝流士兩首以管弦樂團演奏，餘皆是鋼琴獨奏。若依「第 1＋第 5 類」音樂處方的效果，蕭邦四首的敘事曲，均屬上上之選。如下亦鼓勵患者，可將之濃縮成一片精選輯。

<鋼琴類混板處方之 6-7>

《敘事曲 CD 之一（65'05）》

1. 蕭邦：第 1 號敘事曲 9'33

2. 蕭邦：第 2 號敘事曲 7'31

3. 舒曼：第 1 號小敘事曲（F 大調）5'14

4. 布拉姆斯：第 1 號敘事曲 4'34

5. 布拉姆斯：第 2 號敘事曲 7'14

6. 李斯特：第 2 號敘事曲 14'21

7. 佛瑞：升 F 大調敘事曲 12'03

8. 西貝流士：《基督王組曲》的敘事曲 5'15

《敘事曲 CD 之二(67'42)》

1. 蕭邦：第 3 號敘事曲 7'31

2. 蕭邦：第 4 號敘事曲 11'48

3. 葛利格：g 小調敘事曲 19'15

4. 李斯特：第 1 號敘事曲 7'37

5. 布拉姆斯：第 3 號敘事曲 4'18

6. 布拉姆斯：第 4 號敘事曲 9'31

7. 西貝流士：《卡蕾利亞組曲》的敘事曲 8'22

（六）前奏曲＋間奏曲

前奏曲，原是組曲、歌劇等之開頭曲。蕭邦，首創鋼琴類特性小品的前奏曲，此舉亦影響後輩音樂家仿效之。

1、組曲之前奏曲：如巴哈的《四首管弦組曲之前奏曲》；佛瑞的《佩利亞與梅麗桑組曲之前奏曲 5'53》；德布西的《貝加蒙組曲之前奏曲 4'38》等。

2、歌劇之前奏曲：如華格納的《帕西法爾前奏曲 13'01》；威爾第的《茶花女第一幕之前奏曲 4'03》；穆索斯基的《霍凡希納之前奏曲 5'02》等。

3、特性小品之前奏曲：

（1）1835-1839 年蕭邦完成作品op28 的24 首前奏曲，與「op10

＋op23＝24首練習曲」一樣，都屬「時間短小、卽興、藝術價值高」的特性小品。蕭邦前奏曲，樂曲最長的是第 15 號的前奏曲《雨滴 5'16》。

（2）蕭邦的前奏曲影響後輩作曲家，最佳例子爲拉赫曼尼諾夫的 24 首前奏曲。樂曲的時間多數較蕭邦長，蕭邦 3 分鐘以下的前奏曲高達 21首，但拉赫曼尼諾夫 3 分鐘以上的前奏曲卻有 13 首（佔一半以上）。

4、其他之前奏曲：如法國 17 世紀的作曲家夏邦泰，譜寫大型的合唱曲《頌主曲》，其《前奏曲 2'11》感人好聽。另如德布西根據法國詩人馬拉美的詩作《牧神的午后》，進行「文學音樂化」。原預定譜寫一系列同名的《牧神午后》管弦樂曲集，唯逝前只完成《牧神午后前奏曲 10'30》一首而已。

至於間奏曲，特質如從前奏曲。前奏曲是歌劇、多樂章樂曲等之開頭曲，而間奏曲卻是歌劇幕與幕之間、或多樂章樂曲中間的插曲。另布拉姆斯以《間奏曲》爲名，創作 14 首鋼琴類的特性小品。

其一歌劇之間奏曲：如馬士卡尼的《鄉間騎士間奏曲 3'12》；馬斯奈的《泰伊思之瞑想曲 5'39》。

其二多樂章樂曲之間奏曲：如拉羅的《大提琴協奏曲第二樂章 6'31》；布拉姆斯的《第 1 號鋼琴四重奏第二樂章 8'05》；德布西的《G 大調小提琴奏鳴曲第二樂章 4'03》；拉赫曼尼諾夫的《第 3 號鋼琴協奏曲第二樂章 11'36》

其三布拉姆斯之特性小品間奏曲：

（1）1891-1892 年譜寫作品 op116，七首中的第 2-4-5-6 號是間奏曲。

（2）1892 年完成作品 op117，三首都是間奏曲。

（3）1892-1893 年完成作品 op118 共六首，其中第 1-2-4-6 首是間奏曲。

（4）1893 年最後出版的作品 op119，共四首第 1-2-3 號是間奏

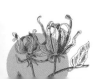

曲。

（5）1890 年（57 歲）是布拉姆斯音樂作品陰陽風格的分界點，
　　　此前較爲陽光，此後因人事已非且身體老化，作品已顯陰鬱
　　　孤寂。以上 14 首間奏曲，都在 58 歲之後譜寫，本文只選
　　　用「作品 118」的兩首（第 1 曲與第 4 曲）。

　　茲以性質相近的前奏曲與間奏曲，將其特性小品制成一塊 CD，
並選用二首歌劇與一首多樂章的管弦間奏曲。

<鋼琴類混板處方之 8>
《前奏曲＋間奏曲 CD（71'55）》：
其一蕭邦 op28 前奏曲部分（1-15）
1. 第 1 號前奏曲 0'44
2. 第 3 號前奏曲 1'00
3. 第 5 號前奏曲 0'35
4. 第 8 號前奏曲 2'05
5. 第 10 號前奏曲 0'30
6. 第 11 號前奏曲 0'42
7. 第 12 號前奏曲 1'14
8. 第 14 號前奏曲 0'39
9. 第 16 號前奏曲 1'10
10. 第 17 號前奏曲 3'10
11. 第 18 號前奏曲 1'05
12. 第 19 號前奏曲 1'25
13. 第 22 號前奏曲 0'50
14. 第 23 號前奏曲 1'08
15. 第 24 號前奏曲 2'35
其二拉赫曼尼諾夫 op32 前奏曲部分（16-20）
16. 第 2 號前奏曲 3'35

17. 第 4 號前奏曲 5'02

18. 第 8 號前奏曲 1'45

19. 第 9 號前奏曲 2'30

20. 第 13 號前奏曲 5'34

其三蓋希文之前奏曲部分（21-23）

21. 第 1 曲 1'24

22. 第 2 曲 3'31

23. 第 3 曲 1'05

其四拉赫曼尼諾夫 op23 前奏曲部分（24-27）

24. 第 2 號前奏曲 3'35

25. 第 3 號前奏曲 3'45

26. 第 5 號前奏曲 3'59

27. 第 9 號前奏曲 2'05

其五布拉姆斯 op118 間奏曲部分（28-30）

 28. 第 1 號間奏曲 1'56

29. 第 4 號間奏曲 2'46

其六歌劇、多樂章樂曲之間奏曲部分（31-32）

30. 馬斯奈之《泰伊斯瞑想曲》5'39

31. 馬士卡尼之《鄉間騎士間奏曲》3'12

32. 普羅高菲夫之《第 2 號鋼琴協奏曲第三樂章》6'22

（七）船歌＋華麗曲

船歌具有威尼斯風格，華麗曲蘊含阿拉伯裝飾風格，將兩者併為一塊 CD。

船歌（Barcarole)，原為威尼斯貢多拉船伕所唱的當地民歌。進入「內心世界音樂化」的浪漫樂派時期，出現以「船歌」為名的器樂曲與聲樂曲。器樂曲以鋼琴獨奏為主，表現出「船的搖曳＋水的流動」；聲樂曲以歌劇的插曲為多，如下例的《霍夫曼的船歌》。

華麗曲，是具有阿拉伯風格的樂曲。阿拉貝斯克、Arabesque，原屬摩爾人的華麗圖案藝術，運用藤蔓花草的曲繞、進行花紋般的裝飾風格（摩爾人是信奉伊斯蘭教、750-1492 年統治葡萄牙與西班牙的摩洛哥人）。如圖片 1 攝於葡萄牙的辛特拉宮；圖片 2 攝於西班牙的阿爾汗布拉宮；圖片 3 攝於摩洛哥的哈珊二世清真寺。華麗曲，即依此類圖案交織的線條美，以其眩目漂亮進行轉折變化的華麗曲調。簡言之，即是「圖案藝術的音樂化」。舒曼是創作華麗曲的第一人（1839 年），德布西首創印象樂派、其譜寫二首華麗曲（阿拉貝斯克第 1 號與第 2 號），更是奇幻、神秘、柔美、虛無飄渺、如行雲流水。

<鋼琴類混板處方之 9>
《船歌＋華麗曲 CD（55'48）》
其一船歌部分
1.孟德爾頌：升 f 小調船歌 3'02
2.孟德爾頌：g 小調船歌 2'42
3.蕭邦：升 F 大調船歌 8'44
4.奧芬巴哈：霍夫曼的船歌 4'08
5.佛瑞：第 1 號船歌 4'30
6.佛瑞：第 2 號船歌 6'46
7.佛瑞：第 4 號船歌 4'05
8.柴可夫斯基：六月船歌 5'24
9.阿爾班尼士：船歌 2'43
其二華麗曲部分
10. 舒曼：C 大調華麗曲 7'07
11. 德布西：第 1 號華麗曲 4'38
12. 德布西：第 2 號華麗曲 3'59

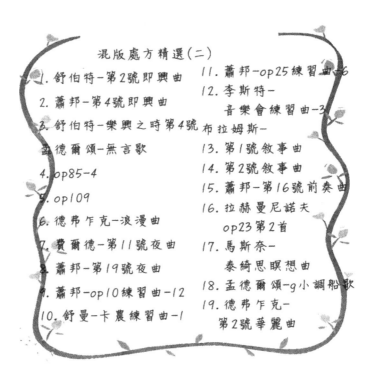

混版處方精選(二)

1. 舒伯特－第2號即興曲
2. 蕭邦－第4號即興曲
3. 舒伯特－樂興之時第4號
孟德爾頌－無言歌
4. op85-4
5. op109
6. 德弗乍克－浪漫曲
7. 費爾德－第11號夜曲
8. 蕭邦－第19號夜曲
9. 蕭邦－op10練習曲-12
10. 舒曼－卡農練習曲-1

11. 蕭邦－op25練習曲-6
12. 李斯特－
音樂會練習曲-3
布拉姆斯－
13. 第1號敘事曲
14. 第2號敘事曲
15. 蕭邦－第16號前奏曲
16. 拉赫曼尼諾夫
op23第2首
17. 馬斯奈－
泰綺思瞑想曲
18. 孟德爾頌－g小調船歌
19. 德弗乍克－
第2號華麗曲

圖1：葡萄牙辛特拉宮的花紋圖案

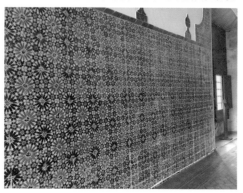

圖2：西班牙阿爾罕布拉宮的花紋圖案

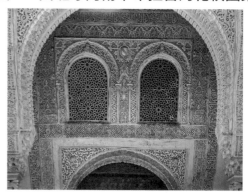

圖 3：摩洛哥哈珊二世清真寺的花紋圖案

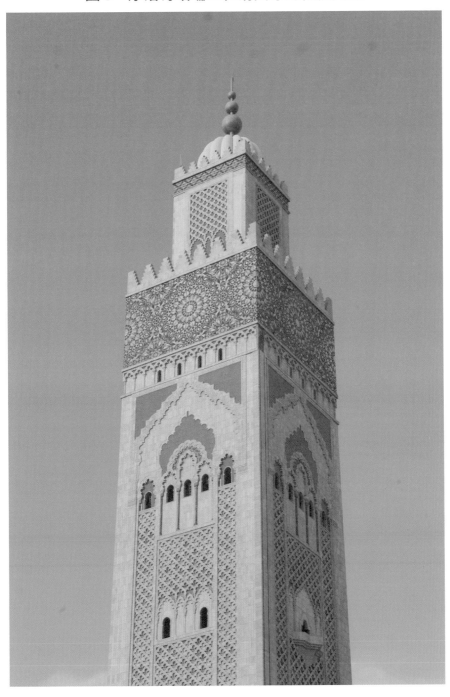

十、奏鳴曲

奏鳴曲與獨奏協奏曲，都是單一樂器能發揮其特色的樂曲。奏鳴曲，也如同獨奏協奏曲，任何樂器都可當主角，但最常見的曲目，一樣是鋼琴、小提琴、大提琴三種樂器的奏鳴曲。只是，協奏曲以整個樂團當協奏、伴奏，而奏鳴曲多數以鋼琴伴奏。

海頓可謂是「奏鳴曲之父」，1760 年，海頓建立如下四樂章奏鳴曲的型式與第一樂章的奏鳴曲式：

第一樂章——快板、奏鳴曲式；

第二樂章——慢板、曲式不定（如二段式、三段式、變奏曲式等）；

第三樂章——中板或快板、三段式的小步舞曲或詼諧曲；

第四樂章——快板、奏鳴曲式或輪旋曲式。

交響曲的結構，就如是交響樂團的「奏鳴曲」一樣。也如交響曲，鼓勵患者從奏鳴曲的快板樂章，擇選自己喜愛的第 1 類、與第 1 類混板曲目，自編成 CD 聆聽。

（一）鋼琴奏鳴曲

莫扎特譜寫 27 首鋼琴協奏曲，是「莫扎特心理效應——快樂、歡欣、柔美」的最佳代言。貝多芬的 32 首鋼琴奏鳴曲，世稱「鋼琴的新約聖經」，是鋼琴表演藝術最極致的呈現。

1、將選用第 1 類、與第 1 類混板的鋼琴奏鳴曲曲目，制成八塊的初選 CD。主要選用曲目，以莫扎特的 18 首與貝多芬的 32 首鋼琴奏鳴曲為多。每塊 CD，採年代的「老—中—青」搭配，用以聆聽其不同的曲風。

　如下的「CD 之一」：老為莫扎特、貝多芬，中為舒伯特、蕭邦，青為巴爾托克。巴爾托克的《雙鋼琴與打擊樂器奏鳴曲》，表現出新時代樂派的創新。此 CD 選用貝多芬的第 4-8-

13-14 號共四首，而第 8 號與第 14 號兩首，皆列屬「十大鋼琴奏鳴曲」。

《鋼琴奏鳴曲 CD 之一（76'03）》

1. 貝多芬：第 4 號鋼琴奏鳴曲第四樂章 7'46
2. 貝多芬：第 8 號鋼琴奏鳴曲第一樂章 9'04
3. 貝多芬：第 8 號鋼琴奏鳴曲第三樂章 5'02
4. 莫扎特：第 10 號鋼琴奏鳴曲第一樂章 6'16
5. 莫扎特：第 10 號鋼琴奏鳴曲第三樂章 5'26
6. 舒伯特：a 小調鋼琴奏鳴曲第一樂章 10'06
7. 貝多芬：第 13 號鋼琴奏鳴曲第四樂章 5'29
8. 貝多芬：第 14 號鋼琴奏鳴曲第三樂章 7'05
9. 蕭邦：第 2 號鋼琴奏鳴曲第一樂章 7'46
10. 巴爾托克：雙鋼琴與打擊樂器奏鳴曲第一樂章 13'23

2、將八塊初選的鋼琴奏鳴曲CD，「精選」為四塊，每塊 CD 均含莫扎特與貝多芬兩位鋼琴巨匠的曲目，並依其曲號由前往後排列。

如下的「精選 CD 之四」：如從「精選 CD 之一」，除史卡拉第，餘均屬古典樂派。莫扎特 18 首的鋼琴奏鳴曲中，挑選第 16 號墊底；貝多芬的32 首鋼琴奏鳴曲，則以第 23 號壓尾。

《鋼琴奏鳴曲精選 CD 之四（64'37）》

1. 貝多芬：第 21 號鋼琴奏鳴曲第三樂章 11'21
2. 莫扎特：第 12 號鋼琴奏鳴曲第一樂章 7'03
3. 莫扎特：第 13 號鋼琴奏鳴曲第三樂章 6'36
4. 史卡拉第：k172 鋼琴奏鳴曲 6'02
5. 海頓：第 62 號鋼琴奏鳴曲第一樂章 5'17
6. 海頓：第 62 號鋼琴奏鳴曲第三樂章 3'47
7. 舒伯特：降 B 大調鋼琴奏鳴曲第四樂章 8'33
8. 莫扎特：第 14 號鋼琴奏鳴曲第一樂章 5'50

9.莫扎特：第 16 號鋼琴奏鳴曲第一樂章 3'08

10. 貝多芬：第 23 號鋼琴奏鳴曲第三樂章 8'20

3、製成的四塊「精選 CD」，可稱是鋼琴奏鳴曲曲目的精華。最
　　後， 可將之製成二塊的再精選 CD。如「鋼琴奏鳴曲再精選
　　CD 之一」（附件一），只容納兩位讓鋼琴表演藝術發揮極致
　　的曲目，可一路欣喜、暢快的聆聽。第二塊的再精選 CD，是
　　由史卡拉第至拉赫曼尼諾夫，橫跨近 200 年鋼琴奏鳴曲的曲
　　目（附件二）。並鼓勵患者，可由這兩塊的再精選， 濃縮成
　　一塊「最精選」CD。

（二）小提琴奏鳴曲

　　如上，貝多芬以其 32 首的「鋼琴新約聖經」，佔盡了鋼琴奏鳴曲
的質與量，多數選用於該單元的八片 CD。

　　貝多芬雖譜寫 10 首小提琴奏鳴曲，唯前數首仍有莫扎特的影響，
本單元只選用其出色的「第 5＋8＋9 號」三首。鋼琴奏鳴曲是貝多芬
的天下，小提琴奏鳴曲換是莫扎特獨佔鰲頭。莫扎特共譜寫 61 首小提
琴奏鳴曲，在我們仍是小學低年級時的年齡已譜寫近 20 首，唯較出色
成熟的作品，是在 1778 年 22 歲以後創作的 16 首。

1、本單元所選輯製成的六塊初選 CD，即以此 16 首小提琴奏鳴
　　曲爲主。其質量佔盡小提琴奏鳴曲，因而，每輯均以莫扎特當
　　領頭羊，如下CD 之一。

《小提琴奏鳴曲 CD 之一（72'58）》

1.莫扎特：第 23 號小提琴奏鳴曲第一樂章 7'19（D 大調，
　　k306）

2.莫扎特：第 23 號小提琴奏鳴曲第三樂章 7'12

3.塔替尼：g 小調小提琴奏鳴曲第二樂章 6'28

4.塔替尼：g 小調小提琴奏鳴曲第三樂章 6'23

5.貝多芬：第 5 號小提琴奏鳴曲第一樂章 7'11

6.貝多芬：第 5 號小提琴奏鳴曲第四樂章 6'21

7.舒伯特：g 小調小提琴奏鳴曲第一樂章 7'21

8.舒伯特：g 小調小提琴奏鳴曲第四樂章 5'14

9.法朗克：A 大調小提琴奏鳴曲第二樂章 7'52

10. 法朗克：A 大調小提琴奏鳴曲第四樂章 6'26

11. 聖桑：第 1 號小提琴奏鳴曲第四樂章 6'31

2、由六塊初選的小提琴奏鳴曲 CD，可將之精選成三塊：如

《小提琴奏鳴曲精選 CD 之一（73'03）》

1.莫扎特：D 大調小提琴奏鳴曲第一樂章 7'19

2.塔替尼：g 小調小提琴奏鳴曲第三樂章 6'23

3.貝多芬：第 5 號小提琴奏鳴曲第四樂章 6'21

4.舒伯特：g 小調小提琴奏鳴曲第四樂章 5'14

5.法朗克：A 大調小提琴奏鳴曲第四樂章 6'26

6.聖桑：第 1 號小提琴奏鳴曲第四樂章 6'31

7.莫扎特：降 E 大調小提琴奏鳴曲第三樂章 8'34

8.舒曼：第 1 號小提琴奏鳴曲第三樂章 5'04

9.布拉姆斯：第 3 號小提琴奏鳴曲第四樂章 5'09

10. 巴哈：第 1 號小提琴奏鳴曲第四樂章 3'51

11. 佛瑞：A 大調小提琴奏鳴曲第三樂章 4'07

12. 佛瑞：A 大調小提琴奏鳴曲第四樂章 5'27

13. 羅培士：第 3 號小提琴奏鳴曲第二樂章 4'37

3、如之前的鋼琴奏鳴曲，由初選曲→精選曲→再精選曲，將精選
   的小提琴奏鳴曲，「再精選」爲二塊 CD（附件三與四）。亦
   如鋼琴奏鳴曲，再精選 CD 之一只容納莫扎特與貝多芬兩位小
   提琴奏鳴曲的曲目，且由其曲號之近遠排列。一樣鼓勵患者，
   試著由兩塊的再精選 CD，濃縮成一片自己最喜歡的「最精
   選」。

（三）大提琴奏鳴曲

如大提琴協奏曲，大提琴奏鳴曲的數量，一樣不比鋼琴奏鳴曲與小提琴奏鳴曲多。如下選用的曲目，除貝多芬、舒伯特兩位是古典樂派，餘均屬浪漫樂派。

茲將選用大提琴奏鳴曲的曲目，依年代遠近制成四塊初選 CD。貝多芬、孟德爾頌、布拉姆斯三位，因寫有兩首以上，四塊初選 CD 能重複出現，如下 CD 之一。

1、大提琴奏鳴曲的 CD 之一：四位作曲家，除孟德爾頌，餘三位皆選用兩個樂章。四位選用的第一樂章，都屬典型的混板陽樂。拉赫曼尼這首 g 小調大提琴奏鳴曲，非常出色，置於首曲。下列大提琴奏鳴曲選入<特選 CD>者，有「拉赫曼尼諾夫的 g 小調第二樂章＋貝多芬的 g 小調第二樂章＋舒伯特的 a 小調第三樂章」。

《大提琴奏鳴曲 CD 之一（73'22）》

1.拉赫曼尼諾夫：g 小調大提琴奏鳴曲第一樂章 13'09

2.拉赫曼尼諾夫：g 小調大提琴奏鳴曲第二樂章 6'29

3.貝多芬：g 小調大提琴奏鳴曲第一樂章 13'00

4.貝多芬：g 小調大提琴奏鳴曲第二樂章 8'43

5.舒伯特：a 小調大提琴奏鳴曲第一樂章 11'58

6.舒伯特：a 小調大提琴奏鳴曲第三樂章 9'35

7.孟德爾頌：第 1 號大提琴奏鳴曲第一樂章 11'48

2、特選 CD：將以上大提琴奏鳴曲曲目的四塊 CD，特選 11 個樂章制成一塊 CD。

《大提琴奏鳴曲特選 CD（75'14）》

1.拉赫曼尼諾夫：g 小調大提琴奏鳴曲第二樂章 6'29

2.貝多芬：g 小調大提琴奏鳴曲第二樂章 8'43

3.舒伯特：a 小調大提琴奏鳴曲第三樂章 9'35

4.孟德爾頌：第 2 號大提琴奏鳴曲第四樂章 6'36

5. 蕭邦：g 小調大提琴奏鳴曲第四樂章 5'27

6. 布拉姆斯：第 2 號大提琴奏鳴曲第四樂章 4'37

7. 聖桑：c 小調大提琴奏鳴曲第三樂章 6'06

8. 葛利格：a 小調大提琴奏鳴曲第一樂章 9'48

9. 德弗乍克：G 大調大提琴奏鳴曲第四樂章 6'23

10. 佛瑞：第 1 號大提琴奏鳴曲第三樂章 6'24

11. 貝多芬：A 大調大提琴奏鳴曲第三樂章 7'06

（四）綜合——最精選的二 CD

若把交響曲、協奏曲、交響詩、序曲等管弦樂曲，歸爲「大魚大肉」的豐盛。有人確實喜歡只需一兩件樂器演奏的奏鳴曲，有如「清粥小菜」般的清爽。

1、鋼琴奏鳴曲部分：將八片「初選 CD」，制成四片的「精選 CD」， 將之濃縮成二片的「再精選 CD」（如附件一與二）；

2、小提琴奏鳴曲部分：把六片初選 CD、制成三片精選 CD、最後濃縮成二片的「小提琴奏鳴曲再精選」（如附件三與四）；

3、大提琴奏鳴曲部分：將四片初選 CD，只濃縮成一片的「大提琴特選」。

以上共五片 CD 提供給患者、學生，圈選其最喜歡的曲目。三類最精選的曲目共 35 首，結果如下

其一<鋼琴奏鳴曲的最精選曲目>（共 18 個樂章）

莫扎特：六個樂章

（1）D 大調雙鋼琴奏鳴曲第一樂章 8'24

（2）D 大調雙鋼琴奏鳴曲第三樂章 6'12

（3）第 8 號鋼琴奏鳴曲第三樂章 3'08

（4）第 11 號鋼琴奏鳴曲第三樂章 3'43

（5）第 12 號奏鳴曲第一樂章 7'03

（6）第 16 號奏鳴曲第一樂章 3'08

貝多芬：八個樂章

（1）第 8 號鋼琴奏鳴曲第一樂章 9'04

（2）第 8 號鋼琴奏鳴曲第三樂章 5'02

（3）第 14 號鋼琴奏鳴曲第三樂章 7'05

（4）第 16 號鋼琴奏鳴曲第一樂章 5'51

（5）第 17 號鋼琴奏鳴曲第三樂章 5'55

（6）第 18 號鋼琴奏鳴曲第二樂章 4'41

（7）第 18 號鋼琴奏鳴曲第四樂章 4'14

（8）第 23 號鋼琴奏鳴曲第三樂章 8'20

其他：四個樂章

（1）舒伯特的降 B 大調鋼琴奏鳴曲第四樂章 8'33

（2）蕭邦的第 3 號鋼琴奏鳴曲第四樂章 5'00

（3）楊納捷克的降 E 大調鋼琴奏鳴曲第一樂章 6'22

（4）拉赫曼尼諾夫的第 1 號鋼琴奏鳴曲第三樂章 13'10

其二<小提琴奏鳴曲的最精選曲目>（共 11 個樂章）

（1）巴哈的第 1 號無伴奏小提琴奏鳴曲第四樂章 3'51

（2）巴哈的第 3 號無伴奏小提琴奏鳴曲第四樂章 4'56

（3）莫扎特的第 23 號 D 大調小提琴奏鳴曲第一樂章 7'19

（4）莫扎特的第 26 號降 B 大調小提琴奏鳴曲第三樂章 4'04

（5）貝多芬的第 5 號小提琴奏鳴曲第四樂章 6'21

（6）貝多芬的第 9 號小提琴奏鳴曲第一樂章 10'50

（7）舒伯特的 a 小調小提琴奏鳴曲第四樂章 4'40

（8）舒曼的第 2 號小提琴奏鳴曲第四樂章 9'14

（9）聖桑的第 1 號小提琴奏鳴曲第四樂章 8'31

（10）佛瑞的 A 大調小提琴奏鳴曲第四樂章 5'27

（11）羅培士的第 2 號小提琴奏鳴曲第一樂章 5'28

其三<大提琴奏鳴曲的最精選曲目>（共6個樂章）

（1）貝多芬的 g 小調大提琴奏鳴曲第二樂章 8'43

（2）舒伯特的 a 小調大提琴奏鳴曲第三樂章 9'35

（3）聖桑的 c 小調大提琴奏鳴曲第三樂章 6'06

（4）德弗扎克的 G 大調大提琴奏鳴曲第四樂章 6'23

（5）佛瑞的第 1 號大提琴奏鳴曲第三樂章 6'24

（6）拉赫曼尼諾夫的 g 小調大提琴奏鳴曲第二樂章 6'29

最後，將上列曲目，以「鋼琴→小提琴→大提琴」的次序，製成
二塊「最精選 CD」（附件五與附件六）。

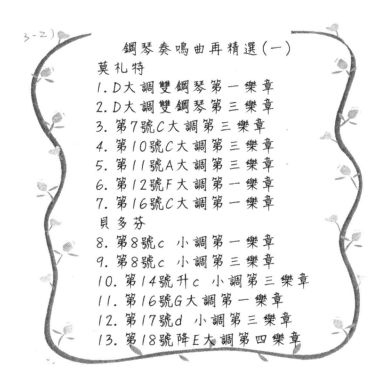

3-2)

鋼琴奏鳴曲再精選（一）

莫札特

1. D大調雙鋼琴第一樂章
2. D大調雙鋼琴第三樂章
3. 第7號C大調第三樂章
4. 第10號C大調第三樂章
5. 第11號A大調第三樂章
6. 第12號F大調第一樂章
7. 第16號C大調第一樂章

貝多芬

8. 第8號c小調第一樂章
9. 第8號c小調第三樂章
10. 第14號升c小調第三樂章
11. 第16號G大調第一樂章
12. 第17號d小調第三樂章
13. 第18號降E大調第四樂章

鋼琴奏鳴曲再精選（二）

1. 史卡拉第-K149號
2. 史卡拉第-K154號
3. 海頓-第53號e 小調第一樂章
4. 海頓-第62號降E大調第三樂章
5. 舒伯特-降B大調第四樂章
6. 舒曼-第2號第四樂章
7. 蕭邦-第3號第四樂章
8. 楊納傑克-降E大調第一樂章
9. 拉赫曼尼諾夫-第1號第三樂章
10. 莫札特-第8號a 小調第三樂章
11. 莫札特-第14號c 小調第一樂章
12. 貝多芬-第18號降E大調第二樂章
13. 貝多芬-第23號f 小調第三樂章

小提琴奏鳴曲再精選（一）

1. 莫札特-第17號C大調第一樂章
2. 莫札特-第18號G大調第一樂章
3. 莫札特-第21號e小調第一樂章
4. 莫札特-第23號D大調第一樂章
5. 貝多芬-第5號F大調第四樂章
6. 莫札特-第26號降B大調第三樂章
7. 莫札特-第27號G大調第一樂章
8. 莫札特-第28號降E大調第一樂章
9. 貝多芬-第9號A大調第一樂章
10. 莫札特-第35號A大調第三樂章
11. 莫札特-第36號F大調第二樂章

小提琴奏鳴曲再精選(二)
1. 巴哈－第1號無伴奏－急板(第四樂章)
2. 塔替尼－g小調三樂章
3. 舒伯特－a小調第四樂章
4. 舒曼－第2號d小調第四樂章
5. 法朗克－A大調第四樂章
6. 聖桑－第1號d小調第四樂章
7. 布拉姆斯－第3號d小調第四樂章
8. 佛瑞－e小調第三樂章
9. 拉威爾－為小提琴與大提琴而作
   第二樂章
10. 佛瑞－A大調第三樂章
11. 佛瑞－A大調第四樂章
12. 羅培士－第2號第一樂章
13. 拉威爾－G大調第三樂章
14. 巴哈－第3號無伴奏－
    很快的快板(第四樂章)

奏鳴曲最精選(一)
1. 莫札特－第12號F大調鋼琴第一樂章
2. 貝多芬－第17號鋼琴第三樂章
3. 巴哈－第1號無伴奏小提琴第四樂章
4. 舒曼－第2號小提琴第四樂章
5. 拉赫曼尼諾夫－g小調大提琴第二樂章
6. 莫札特－D大調雙鋼琴第三樂章
7. 貝多芬－第8號c小調鋼琴第一樂章
8. 貝多芬－第5號小提琴第四樂章
9. 羅培士－第2號小提琴第三樂章
10. 德弗乍克－G大調大提琴第四樂章
11. 舒伯特－降B大調鋼琴第四樂章

奏鳴曲最精選(二)

1. 莫札特-D大調雙鋼琴第一樂章
2. 貝多芬-第8號鋼琴第三樂章
3. 貝多芬-第9號小提琴第一樂章
4. 佛瑞-A大調小提琴第四樂章
5. 聖桑-c小調大提琴第三樂章
6. 莫札特-第8號鋼琴第三樂章
7. 貝多芬-第14號鋼琴第三樂章
8. 莫札特-降B大調小提琴第三樂章
9. 聖桑-第1號小提琴第四樂章
10. 舒伯特-a小調大提琴第三樂章
11. 蕭邦-第3號鋼琴第四樂章
12. 貝多芬-第16號鋼琴第一樂章

十一、重奏曲

（一）奏鳴曲是一人主角一人當配角，合奏曲是大雜燴，重奏曲卻是「輪流當主角、大家都有份」，也是「一起聊天、互相對話」的樂曲。是而，室內樂的重奏曲，聆聽演奏主角的出現，也算是重奏曲的一大趣源。尤其「鋼琴三重奏」＝鋼琴＋小提琴＋大提琴，如貝多芬的《第 7 號鋼琴三重奏第四樂章 6'45》，與「弦樂三重奏」＝小提琴＋中提琴＋大提琴，如莫扎特的《六首前奏曲與賦格第二號第二樂章 2'59》，大家輪流當主角的機會，至為明顯。

（二）重奏曲依樂器件數，有二重奏、三重奏、四重奏、五重奏、六重奏、七重奏、八重奏、九重奏。重奏曲的樂器組合，有

1、弦樂器組合：如高沙可夫的《A 大調弦樂六重奏》與莫扎特的《g 小調弦樂五重奏》，組合分子都屬弦樂器。

2、木管樂器組合：如楊納捷克的《青春木管七重奏》與克羅默的《降E 大調木管八重奏》，組合皆屬木管樂器。

3、「弦樂＋木管樂器」組合：如拉威爾的《序奏與快版》七重奏，長笛與單簧管是木管，餘均屬弦樂器。

4、「鋼琴＋其他樂器」的組合：如葛令卡的《鋼琴六重奏》，與「舒曼＋德弗扎克＋舒伯特」三人的《鋼琴五重奏》。a 舒曼與德弗扎克的《鋼琴五重奏》，同樣是「鋼琴＋弦樂四重奏」；b 舒伯特的《鋼琴五重奏》較特別，是「鋼琴＋小提琴—中提琴—大提琴—低音提琴各 1」；c 葛令卡的《鋼琴六重奏》，則是「鋼琴＋弦樂四重奏」，再加一把低音提琴。

（三）至於重奏曲在第 1 類、與第 1 類混板處方的選用，如同交響曲與重奏曲。海頓是「交響曲之父＋奏鳴曲之父」，也是弦樂四重奏之父。

「弦樂四重奏」=2 小提琴＋1 中提琴＋1 大提琴，是重奏曲的根本，可由此化裁其他重奏曲。弦樂四重奏的產生，是海頓參酌巴洛克組曲的創新。如交響曲與奏鳴曲一樣，重奏曲也採取四樂章的形式。是以，中醫在重奏曲第 1 類、與第 1 類混板處方的採用，仍以重奏曲的「第一＋第三＋第四」樂章爲多。

（四）重奏曲，依作品的數量與表演次數，約可分爲兩組：作品量多與作品量少。三重奏、四重奏、五重奏，比較上這 3 種樂曲屬於作品量多，餘則作品量少。

茲與患者鄭先生的互動爲例，討論重奏曲的內容如下。

<提供給鄭先生的重奏曲 CD>

從事科技業的鄭先生，喜歡布拉姆斯的四首交響曲，勝於貝多芬影響後世的《九大》。鄭先生在聽過馬友友的《自由探戈 3'04》與舒曼的《鋼琴五重奏第四樂章 7'12》之後，對室內音樂更是情有獨鍾。

提供鄭先生二重奏至九重奏，「精選」或「最精選」共六塊 CD 的曲目，其啟源來之如下原已製成的 CD。

（1）二重奏：初選 2CD→精選 1CD。

（2）三重奏：初選 7CD→精選 6CD→再精選 4CD→最精選 3CD。

（3）四重奏：初選 6CD→精選 4CD→再精選 3CD→最精選 2CD。

（4）五重奏：初選 5CD→精選 2CD。

（5）六重奏：初選 2CD→精選 1CD。

（6）七＋八＋九重奏：初選 2CD→精選 1CD。

以上，提供給鄭先生的六塊 CD 如下：

二重奏「精選」1CD（附件一）→

三重奏「最精選 3CD 之一」（附件二）→

四重奏「最精選 2CD 之一」（附件三）→

五重奏「精選 2CD 之一」（附件四）

六重奏「精選」1CD（附件五）→

七＋八＋九重奏「精選」1CD（附件六）。

以上曲目鄭先生比較喜歡五重奏至九重奏這個部分，最喜愛的 11 曲=4 首五重奏＋4 首六重奏＋2 首七重奏＋1 首八重奏，編排聆聽的次序如下。

1、柴可夫斯基——弦樂六重奏

（1）《佛羅倫斯的回憶》第三樂章

（2）弦樂六重奏=「2 小提琴＋2 中提琴＋2 大提琴」，但柴可夫斯基《佛羅倫斯的回憶》，也常有弦樂團演奏。

2、葛令卡——降 E 大調鋼琴六重奏

（1）第一樂章

（2）鋼琴六重奏=「鋼琴＋弦樂四重奏＋低音提琴」。

（3）弦樂四重奏=「2 小提琴＋1 中提琴＋1 大提琴」，弦樂四重奏是其他重奏曲的基型。是以，柴可夫斯基《佛羅倫斯的回憶》六重奏=弦樂四重奏＋1 中提琴＋1 大提琴。

3、楊納捷克——木管七重奏（青春歲月）

（1）第三樂章

（2）木管七重奏=長笛、單簧管、雙簧管、法國號、低音管、短笛、低音單簧管。

（3）常見的「木管五重奏」=單簧管、雙簧管、長笛、法國號、低音管（巴松管），楊納捷克的「木管七重奏」=木管五重奏＋短笛＋低音單簧管。

4、舒曼——降 E 大調鋼琴五重奏

（1）第四樂章

（2）鋼琴五重奏=「鋼琴＋弦樂四重奏」。

5、克羅默——降 E 大調木管八重奏

（1）第一樂章

（2）木管八重奏=「2 單簧管＋2 雙簧管＋2 法國號＋巴松管＋低

音巴松管」。

6、高沙可夫——A 大調弦樂六重奏

（1）第一樂章

（2）弦樂六重奏=「2 小提琴＋2 中提琴＋2 大提琴」。

7、德弗扎克——A 大調鋼琴五重奏

（1）第四樂章

（2）鋼琴五重奏=同上舒曼組合。

8、莫扎特——g 小調弦樂五重奏

（1）第一樂章

（2）弦樂五重奏=「弦樂四重奏＋中提琴」。

9、舒伯特——鱒魚五重奏

（1）第五樂章

（2）鱒魚鋼琴五重奏=「鋼琴＋小提琴—中提琴—大提琴—低音
提琴各 1」，舒伯特的弦樂四重奏組合較爲特別。

10、拉威爾——序奏與快版

（1）是首七重奏 10'39，也是一首豎琴協奏曲。

（2）七重奏=「豎琴、長笛、單簧管＋弦樂四重奏」。

11、柴可夫斯基——弦樂六重奏

（1）《佛羅倫斯的回憶》第一樂章

（2）弦樂團演奏。

鄭先生幾乎每天聆聽的這 11 曲=「五重奏 4 首＋六重奏 4 首＋七
重奏 2首＋八重奏 1 首」（柴可夫斯基的六重奏同首有 2 曲），當作
是每天舒緩壓力的法寶。作曲家共十位，捷克組三人=德弗扎克＋楊納
捷克＋克羅默，俄羅斯組三人=葛令卡＋柴可夫斯基＋高沙可夫，奧
地利組二人=莫札特＋舒伯特，德國組一人=舒曼，法國組一人=拉威
爾。

二重奏精選

史塔密茲-
1. D大調嬉遊曲第2號第二樂章
2. 降E大調嬉遊曲第5號第二樂章
3. 聖桑-d小調第1號為小提琴與鋼琴
　而做第二樂章
4. 貝多芬-F大調法國號與鋼琴
　第三樂章
5. 莫札特-G大調二重奏第三樂章
6. 哈察都量-g小調為小提琴與鋼琴
　而做第一樂章
7. 帕格尼尼-第一部第六首
8. 貝多芬-降B大調二重奏第二樂章
9. 哈察都量-g小調為小提琴與鋼琴
　而做第三樂章
10. 聖桑-F大調浪漫曲
11. 拉羅-幻想曲第一樂章
12. 羅拉-C大調第3號二重奏第四樂章
13. 拉威爾-為小提琴與大提琴而做
　第二樂章
14. 聖桑-A大調幻想曲

三重奏最精選(一)

1. 海頓-G大調第三樂章
莫札特-六首前奏曲與賦格
2. 第2號第二樂章
3. 第5號第二樂章
貝多芬鋼琴三重奏-
4. 第1號E大調第四樂章
5. 第2號G大調第四樂章
6. 第3號c小調第四樂章
7. 第4號降B大調第三樂章
8. 第5號D大調第一樂章
9. 第6號降E大調第二樂章
10. 第7號降B大調第四樂章
11. 弦樂第1號降E大調第六樂章
12. 舒伯特-弦樂降B大調第四樂章
13. 舒伯特-鋼琴降E大調第三樂章

四重奏最精選（一）

1. 海頓－OP79第5號D大調第四樂章
2. 莫札特－F大調長笛第三樂章
3. 莫札特－C大調第一樂章
4. 莫札特－A大調長笛第三樂章
5. 波林－大提琴與爵士鋼琴三重奏
   第一樂章
6. 貝多芬－OP59第2號e小調第四樂章
7. 貝多芬－OP59第1號F大調第四樂章
8. 貝多芬－降E大調豎琴第三樂章
9. 波林－大提琴與爵士鋼琴三重奏
   第三樂章
10. 舒伯特－第14號d小調第三樂章
11. 舒伯特－第9號g小調第四樂章
12. 舒伯特－第1號第一樂章
13. 舒伯特－第4號C大調第四樂章
14. 波林－大提琴與爵士鋼琴三重奏
    第六樂章

五重奏精選（一）

1. 舒伯特－鱒魚鋼琴五重奏第五樂章
2. 舒曼－降E大調鋼琴五重奏第四樂章
3. 莫札特－g小調弦樂五重奏第一樂章
4. 貝多芬－降E大調鋼琴與木管五重奏
   第三樂章
5. 丹濟－第3號d小調木管五重奏
   第四樂章
6. 法朗克－f小調鋼琴五重奏第三樂章
7. 佛瑞－第1號鋼琴五重奏第三樂章
8. 韋伯－降B大調單簧管五重奏第四樂章
9. 布拉姆斯－f小調鋼琴五重奏第四樂章
10. 德弗乍克－A大調鋼琴五重奏
    第四樂章

三梯式入門的中醫音樂治療學 　／ 268

六重奏精選輯
1. 柴可夫斯基－佛羅倫斯的回憶
　　第一樂章
2. 高沙可夫－A大調六重奏第一樂章
3. 貝多芬－降E大調第三樂章
4. 蒲朗克－鋼琴木管六重奏第一樂章
5. 柴可夫斯基－佛羅倫斯的回憶
　　第三樂章
6. 高沙可夫－A大調六重奏第三樂章
7. 葛令卡－降E大調六重奏第一樂章
8. 德弗乍克－A大調第三樂章
9. 柴可夫斯基－佛羅倫斯的回憶
　　第四樂章
10. 高沙可夫－A大調六重奏第五樂章
11. 法朗賽－鋼琴木管六重奏第一樂章

七、八、九重奏精選
1. 貝多芬－降E大調七重奏第一樂章
2. 聖桑－降E大調七重奏第一樂章
3. 楊納傑克－青春歲月木管七重奏
　　第三樂章
4. 克羅瑪－降E大調八重奏第一樂章
5. 孟德爾頌－降E大調八重奏第一樂章
6. 佩利－降B大調九重奏第二樂章
7. 聖桑－降E大調七重奏第四樂章
8. 拉威爾－序奏.快板七重奏
9. 貝多芬降E大調八重奏第四樂章
10. 舒伯特－F大調八重奏第三樂章
11. 史坦福－F大調九重奏第四樂章
12. 克羅瑪－F大調八重奏第四樂章
13. 克羅瑪－B大調八重奏第四樂章

十二、旅遊與音樂的結合

　　以上從「交響曲→重奏曲」，共十一個單元，卽屬中醫臨床提供給患者樂曲與自編的歷程。可將這十一個單元最喜愛的曲目，進行混編，如「中醫的音樂處方套餐之七」（附件一）。

　　「旅遊前的期待＋旅遊中的喜悅＋旅遊後的回憶」，在臨床一直是鼓勵壓力性與精神情緒病患，努力培養的動態式興趣。也期望經常出國旅遊的患者，能夠進行「旅遊＋音樂」的結合。將旅遊國喜愛作曲家的曲目廣搜，以同上的模式進行自編。

　　本單元的主題，將「旅遊＋音樂」結合，進行自編的舉例如下（取自張原福、張逸芃合著的《中醫的琴畫旅遊處方》）。最後，以義大利作曲家的「中醫 1 之 18 號＋1 之 19 號＋1 之 20 號」三塊 CD 爲例。列舉中醫五大類音樂劑型的各型曲目，此其一；曲目的內容含蓋並闡釋，「義大利音樂＝宗教音樂＋歌劇＋協奏曲」，此其二；且也說明前述，「32 樂曲階段」最後所謂的「義大利是歐洲之母（音樂部分）」。

（一）維也納在中醫的琴畫旅遊處方

1、如附件二：中醫的 1 之 3 號音樂解憂處方

2、緣由：將三位奧地利代表作曲家＝海頓＋莫札特＋舒伯特，與在音樂之都維也納發光發熱的貝多芬，合輯成「中醫的 1 之 3 號音樂解憂處方」。

（二）俄羅斯在中醫的琴畫旅遊處方

1、如附件三：中醫的 1 之 4 號音樂解憂處方

2、緣由：列舉八位俄羅斯作曲家的 9 首樂曲，共＝2 首交響曲＋3 首六重奏＋1 首奏鳴曲＋1 首序曲＋1 首組曲＋1 首協奏曲。曲目的編排如下

（1）第「1-3-5-7」四首管弦樂演奏，旋律節奏快、音效強。猶如聖彼得堡的「夏宮＋聖彼得與聖保羅大教堂」、與莫斯科的紅場，都屬「陽性色系的樂曲」，卽一派快樂、愉悅、歡欣、興奮、燦爛的感受。

（2）第「2-4-6-8」四首弦樂演奏，「陽中有陰」猶如聖彼得堡的「冬宮廣場＋凱薩琳宮」、與克里姆林宮的聖母領報大教堂。是屬「混板色調的樂曲」，卽在上列的陽性情緒中兼有柔美、抒情、浪漫、平和等感受。

（3）至於拉赫曼尼諾夫與史可里雅賓兩位同學，前者第 4 首的鋼琴奏鳴曲是「陽中之陰」偏於「陰」（柔美的柔性情緒多），後者第 9 首的鋼琴協奏曲卻屬「陽中之陰」偏於「陽」的感受（歡欣的陽性情緒多）。

（三）奧捷在中醫的琴畫旅遊處方（奧地利＋捷克＋匈牙利三國）

1、如附件四至附件八：中醫的 1 之 6 號音樂解憂處方→中醫的 1 之10 號音樂解憂處方

2、三國 5CD：因主從與地緣的關係，將奧地利、捷克、匈牙利的音樂作品製成 5 塊 CD，提供給患者參考。a 奧地利有海頓、莫扎特、布魯克納、老約翰史特勞斯、小約翰史特勞斯、約瑟夫華格納；b 捷克是史梅塔納、德弗扎克、楊納捷克、馬替奴、許密特；c 匈牙利以李斯特與巴爾托克爲代表。

國民樂派中，捷克的德弗扎克與匈牙利的李斯特，兩位作品多、取材亦多。以上 5CD 音樂家的作品，不與其他已製的「音樂解憂處方」與「音樂套餐」重複，且每 CD 皆包含奧捷匈三國的音樂家。

（四）法國在中醫的琴畫旅遊處方（法國＋摩納哥二國）

1、如附件九至附件十三：中醫的 1 之 11 號音樂解憂處方→中醫

的 1 之 15 號音樂解憂處方。

2、附件九（1 之 11 號）：組成 10 曲＝1 進行曲＋2 奏鳴曲＋2 重奏曲＋1 圓舞曲＋2 舞曲＋1 交響曲＋1 組曲。

3、附件十（1 之 12 號）：組成 9 曲＝1 幻想曲＋3 交響曲＋1 重奏曲＋1 交響詩＋1 奏鳴曲＋1 協奏曲＋1 序曲。

4、附件十一（1 之 13 號）：組成 9 曲＝3 交響曲＋3 重奏曲＋1 小步舞曲＋2 協奏曲。

5、附件十二（1 之 14 號）組成 10 曲＝1 舞曲＋1 奏鳴曲＋1 序曲＋1 幻想曲＋1 圓舞曲＋2 狂想曲＋2 重奏曲＋1 交響詩。

6、附件十三（1 之 15 號）組成 9 曲＝2 交響曲＋2 協奏曲＋2 重奏曲＋1 華麗曲＋1 進行曲＋1 交響詩＋1 奏鳴曲。

（五）雙牙在中醫的琴畫旅遊處方（西班牙＋葡萄牙＋安道爾＋直布羅陀＝三國一殖民地）

1、如附件十四至十五：中醫的 1 之 16 號與 1 之 17 號音樂解憂處方。

2、兩 CD 的曲目內容：由「1 之 16 號」與「1 之 17 號」這兩CD的組成內容，可依序將之分為「a 羅姆人（吉普賽人）→b 景觀音樂化（風景音樂化）→c 繪畫音樂化→d 海路殖民→e 摩爾人→f 柔性曲目」，這六個單元敘述。其中，「羅姆人」的單元，因與猶太人、庫德人作比較，內容較為龐大。

（六）義大利在中醫的琴畫旅遊處方（義大利＋梵諦崗）

1、如附件十六至十八：中醫的 1 之 18 號音樂解憂處方→1 之 20 號音樂解憂處方。

2、三 CD 的內容：以義大利作曲家為例，列舉中醫五大類音樂劑型的曲目。

3、附件十六（1之18號）：

（1）中醫的第 1 類音樂劑型（肝劑），5 首（列舉的 1-5 曲）→快樂、歡欣、愉悅。

（2）第 2 類音樂劑型（心劑），5 首（6-10 曲）→活力、興奮、暢快、澎湃。

（3）第 3 類音樂劑型（脾劑），4 首（11-14 曲）→安和、平靜、和藹慈祥。

（4）第 4 類音樂劑型（肺劑），3 首（15-17 曲）→蕭瑟、傷感、悲痛、鬱悶、孤寂、無聊無趣。

（5）第 5 類音樂劑型（腎劑），4 首（18-21 曲）→柔美、抒情、浪漫、清涼、飄渺、夢幻、懷舊。

4、附件十七（1之19號）：

（1）第 1-2 類音樂劑型，11 首（列舉的 1-11 曲）

（2）第 3 類音樂劑型，2 首（12-13 曲）

（3）第 4 類音樂劑型，2 首（14-15 曲）

（4）第 5 類音樂劑型，3 首（16-18 曲）

5、附件十八（1之20號）：

（1）第 1-2 類音樂劑型，11 首（列舉的 1-11 曲）

（2）第 3 類音樂劑型，1 首（12 曲）

（3）第 4 類音樂劑型，1 首（13 曲）

（4）第 5 類音樂劑型，2 首（14-15 曲）

附件一：中醫的音樂處方套餐之七

(3-3)

中醫的音樂處方套餐（七）

1. 蕭邦－第4號即興曲
2. 安奈斯可－第1號羅馬尼亞狂想曲
3. 德弗札克－第7號幽默曲
4. 貝多芬－第7號鋼琴三重奏第四樂章
5. 海頓－第104號交響曲第一樂章
6. 舒曼－第2號小提琴奏鳴曲第四樂章
7. 約瑟夫華格納－雙頭鷹進行曲
8. 法朗克－A大調小提琴奏鳴曲第四樂章
9. 白遼士－匈牙利進行曲
10. 孟德爾頌－莊嚴變奏曲
11. 古爾達－組曲式大提琴協奏曲
    第一樂章

附件二：中醫的1之3號音樂解憂處方（維也納）

中醫的一之3號音樂解憂處方

1. 海頓－第5號四重奏第四樂章
2. 貝多芬－第9號交響曲第二樂章
3. 莫札特－第24號鋼琴協奏曲第三樂章
4. 貝多芬－第5號小提琴奏鳴曲第四樂章
5. 舒伯特－第5號交響曲第四樂章
6. 貝多芬－第18號鋼琴奏鳴曲第四樂章
7. 莫札特－費加洛婚禮序曲
8. 海頓－第1號大提琴協奏曲第三樂章
9. 貝多芬－第3號鋼琴三重奏第四樂章
10. 舒伯特－a小調大提琴奏鳴曲第三樂章
11. 莫札特－第39號交響曲第四樂章

附件三：中醫的 1 之 4 號音樂解憂處方（俄羅斯）

中醫的一之4號音樂解憂處方
1. 柴可夫斯基－第6號交響曲三樂章
2. 葛令卡－降E大調六重奏第一樂章
3. 蕭士塔高維奇－第8號交響曲第三樂章
4. 拉赫曼尼諾夫－第1號鋼琴奏鳴曲
   第三樂章
5. 葛令卡－路斯蘭與魯密拉序曲
6. 高沙可夫－A大調六重奏第一樂章
7. 哈察都量－假面舞組曲第一樂章
8. 柴可夫斯基－佛羅倫斯的回憶
   第三樂章
9. 史可里雅賓－f小調鋼琴協奏曲
   第三樂章

附件四至附件八：中醫的 1 之 6 號音樂解憂處方
→中醫的 1 之 10 號音樂解憂處方（奧地利＋捷克＋匈牙利）

中醫的一之6號音樂解憂處方
1. 海頓－G大調鋼琴三重奏第三樂章
2. 莫札特－降B大調小提琴奏鳴曲
   第三樂章
3. 莫札特－c 小調小夜曲第四樂章
4. 布魯克納－第3號交響曲第三樂章
5. 舒伯特－鱒魚五重奏第五樂章
6. 德弗札克－A大調鋼琴五重奏
   第一樂章
7. 李斯特－第3號匈牙利狂想曲
8. 莫札特－第8號鋼琴奏鳴曲第三樂章
9. 小約翰史特勞斯－藍色多瑙河
10. 楊納傑克－青春歲月七重奏第三樂章
11. 史梅塔納－莫爾道河

中醫的一之7號音樂解憂處方

1. 莫札特-A大調鋼琴輪旋曲
2. 舒伯特-a 小調小提琴奏鳴曲
   第四樂章
3. 德弗札克-第8號交響曲第四樂章
4. 馬勒-第3號交響曲第四樂章
5. 莫札特-第38號交響曲第三樂章
6. 舒伯特-第4號樂興之時
7. 小約翰史特勞斯-維也納森林
8. 德弗札克-g 小調大提琴輪旋曲
9. 李斯特-第4號超技練習曲
10. 莫札特-g 小調弦樂五重奏第一樂章

中醫的一之8號音樂解憂處方

1. 莫札特-第5號小提琴協奏曲第三樂章
2. 舒伯特-降E大調鋼琴三重奏第三樂章
3. 德弗札克-狂歡節序曲
4. 莫札特-夜晚小夜曲第三樂章
5. 馬替奴-第1號交響曲第二樂章
6. 巴爾托克-c 小調鋼琴四重奏第四樂章
7. 老約翰史特勞斯-賴雷基進行曲
8. 許密特-第4號交響曲第三樂章
9. 約瑟夫華格納-雙頭鷹進行曲
10. 李斯特-第1號匈牙利狂想曲
11. 莫札特-D大調雙鋼琴奏鳴曲
    第一樂章

中醫的一之9號音樂解憂處方
1. 莫札特－第20號鋼琴協奏曲第一樂章
2. 莫札特－第5號六首前奏曲與賦格
   第二樂章
3. 小約翰史特勞斯－蝙蝠序曲
4. 楊納傑克－降E大調鋼琴奏鳴曲
   第一樂章
5. 史梅塔納－交易新娘序曲
6. 李斯特－第3號交響詩
7. 海頓－第53號鋼琴奏鳴曲
   第一樂章
8. 馬勒－a 小調鋼琴四重奏第一樂章
9. 莫札特－第23號小提琴奏鳴曲第一樂章

中醫的一之10號音樂解憂處方
1. 莫札特－第11號鋼琴奏鳴曲第三樂章
2. 莫札特－降B大調弦樂五重奏第四樂章
3. 舒伯特－降E大調鋼琴三重奏第三樂章
4. 德弗札克－第6號交響曲第三樂章
5. 舒伯特－C大調幻想曲第三樂章
6. 莫札特－哈夫納小夜曲第一樂章
7. 德弗札克－第4號鋼琴三重奏
   第六樂章
8. 莫札特－第23號鋼琴協奏曲第三樂章
9. 莫札特－第18號小提琴奏鳴曲
   第一樂章
10. 小約翰史特勞斯－埃及進行曲
11. 莫札特－第12號鋼琴奏鳴曲第一樂章

**附件九至附件十三：中醫的 1 之 11 號音樂解憂處方
→中醫的 1 之 15 號音樂解憂處方（法國＋摩納哥）**

中醫的 1-11 號音樂處方

1. 白遼士－匈牙利進行曲
2. 聖桑－c 小調大提琴奏鳴曲第三樂章
3. 佛瑞－第 2 號鋼琴五重奏第一樂章
4. 瓦德都菲爾－學生圓舞曲
5. 拉威爾－波麗露
6. 法朗克－A 大調小提琴奏鳴曲第四樂章
7. 蕭頌－降 B 大調交響曲第三樂章
8. 蒲朗克－鋼琴木管六重奏第一樂章
9. 佛瑞－佩利亞與梅麗桑第 3 曲
10. 比才－阿萊城姑娘之法蘭德爾舞曲

中醫的 1-12 號音樂處方

1. 佛瑞－長笛幻想曲
2. 杜克－C 大調交響曲第一樂章
3. 蕭頌－ g 小調鋼琴三重奏
   第一樂章
4. 聖桑－骷髏之舞
5. 佛瑞－第 1 號大提琴奏鳴曲
   第三樂章
6. 丹第－山歌交響曲第三樂章
7. 聖桑－第 2 號鋼琴協奏曲
   第三樂章
8. 法朗克－ d 小調交響曲第三樂章
9. 奧芬巴哈－天堂與地獄序曲

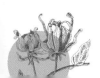

中醫的1-13號音樂處方

1. 聖桑-第3號交響曲第四樂章
2. 佛瑞-第2號鋼琴四重奏第四樂章
3. 拉羅-西班牙交響曲第四樂章
4. 白遼士-哈羅德在義大利交響曲
   第四樂章
5. 法朗克-f 小調鋼琴五重奏
   第三樂章
6. 比才-阿萊城姑娘之小步舞曲
7. 聖桑-第1號大提琴協奏曲第三樂章
8. 拉威爾-第2號鋼琴協奏曲第一樂章
9. 聖桑-第1號d小調二重奏

中醫的 1-14號音樂處方

1. 聖桑-酒神節之舞
2. 佛瑞-A大調小提琴奏鳴曲第四樂章
3. 白遼士-瓦偉利序曲
4. 聖桑-A大調幻想曲
5. 瓦德都菲爾-溜冰圓舞曲
6. 拉威爾-茨崗狂想曲
7. 夏布里耶-西班牙狂想曲
8. 拉威爾-小提琴與大提琴二重奏
9. 佛瑞-d 小調鋼琴三重奏第一樂章
10. 聖桑-敞蓬車

中醫的 1-15號音樂處方

1. 聖桑-第1號交響曲第四樂章

2. 拉羅-d 小調大提琴協奏曲第一樂章

3. 聖桑-第3號小提琴協奏曲第三樂章

4. 拉威爾-序奏快版七重奏
   (豎琴協奏曲)

5. 法朗賓-鋼琴木管六重奏第一樂章

6. 德布西-第1號華麗曲

7. 聖桑-英雄進行曲

8. 杜克-小巫師

9. 聖桑-第1號小提琴奏鳴曲第四樂章

三梯式入門的中醫音樂治療學　／ 280

附件十四至十五：中醫的 1 之 16 號與 1 之 17 號音樂解憂處方
（西班牙＋葡萄牙＋安道爾＋直布羅陀＝三國一殖民地）

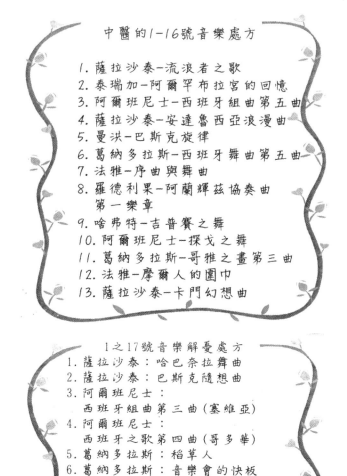

中醫的1-16號音樂處方

1. 薩拉沙泰-流浪者之歌
2. 泰瑞加-阿爾罕布拉宮的回憶
3. 阿爾班尼士-西班牙組曲第五曲
4. 薩拉沙泰-安達魯西亞浪漫曲
5. 曼洪-巴斯克旋律
6. 葛納多拉斯-西班牙舞曲第五曲
7. 法雅-序曲與舞曲
8. 羅德利果-阿蘭輝茲協奏曲
   第一樂章
9. 哈弗特-吉普賽之舞
10. 阿爾班尼士-探戈之舞
11. 葛納多拉斯-哥雅之畫第三曲
12. 法雅-摩爾人的圍中
13. 薩拉沙泰-卡門幻想曲

1之17號音樂解憂處方
1. 薩拉沙泰：哈巴奈拉舞曲
2. 薩拉沙泰：巴斯克隨想曲
3. 阿爾班尼士：
   西班牙組曲第三曲（塞維亞）
4. 阿爾班尼士：
   西班牙之歌第四曲（哥多華）
5. 葛納多拉斯：稻草人
6. 葛納多拉斯：音樂會的快板
7. 法雅：西班牙民謠第一曲（摩爾人的布）
8. 法雅：西班牙民謠第七曲
   （吉普賽的波羅舞曲）
9. 羅德利果：祁禱與舞曲
10. 薩拉沙泰：西班牙鞋舞
11. 阿爾班尼士：伊比利亞第二曲
    （聖瑪利亞港）
12. 葛納多拉斯：哥雅畫集第四首
    （嘆息、少女與夜鶯）
13. 羅德利果：節慶協奏曲第一樂章
14. 薩拉沙泰：馬拉加舞曲

附件十六至十八：中醫的 1 之 18 號音樂解憂處方
→1 之 20 號音樂解憂處方（義大利＋梵諦崗）

中醫的1之18號音樂解憂處方
1. 韋瓦第：g 小調二重協奏曲第一樂章
2. 韋瓦第：第6號 a 小調小提琴協奏曲第一樂章
3. 韋瓦第：C 大調短笛協奏曲第一樂章
4. 韋瓦第：b 小調大提琴協奏曲第一樂章
5. 韋瓦第：G 大調二重協奏曲第一樂章
6. 羅西尼：塔朗泰拉舞曲〈怪店〉
7. 帕格尼尼：常動曲（無窮動）
8. 韋瓦第：夏小提琴協奏曲第三樂章
9. 羅西尼：第6號玄樂奏鳴曲第三樂章
10. 韋瓦第：C 大調短笛協奏曲第三樂章
11. 普契尼：親愛的父親
12. 帕勒斯替納：羔羊經
13. 葛利果聖歌：國王旗幟
14. 羅西尼：第3號弦樂奏鳴曲第三樂章
15. 阿爾比諾你：慢板
16. 雷翁卡瓦洛：穿上彩衣
17. 普契尼：沒有媽媽在身邊〈修女安潔莉卡〉
18. 馬士卡尼：鄉間騎士間奏曲〈鄉間騎士〉
19. 德利果：小夜曲
20. 威爾第：茶花女第一幕前奏曲〈茶花女〉
21. 托塞里：小夜曲

中醫的1之19號音樂解憂處方
1. 波普拉：G 大調大提琴協奏曲第二樂章
2. 韋瓦第：降 B 大調二重協奏曲第三樂章
3. 威爾第：飲酒歌〈茶花女〉
4. 威爾第：阿依達進行曲
5. 貝里尼：第8號交響曲第二樂章
6. 雷史匹基：羅馬之松第四樂章
7. 羅西尼：好事者之歌〈塞維亞理髮師〉
8. 普拉俤：D 大調大提琴協奏曲第一樂章
9. 塔替尼：g 小調小提琴奏鳴曲第二樂章
10. 卡達拉：d 小調三重協奏曲第三樂章
11. 凡丁尼：D 大調大提琴協奏曲第三樂章
12. 葛利果聖歌：讚美詩-救世主
13. 普契尼：為了藝術為了愛〈托斯卡〉
14. 韋瓦第：c 小調大提琴協奏曲第二樂章
15. 普契尼：孤獨、迷失、被棄〈曼儂雷斯考〉
16. 馬賽羅：d 小調大提琴協奏曲第二樂章
17. 普契尼：我的名字叫咪咪〈波西米亞人〉
18. 帕格尼尼：盧卡奏鳴曲第5號第六曲

中醫的1之20號音樂解憂處方

1. 韋瓦第：D大調四重協奏曲第三樂章
2. 韋瓦第：C大調二重協奏曲第一樂章
3. 韋瓦第：b小調五重協奏曲第一樂章
4. 威爾第：善變的女人〈弄臣〉
5. 帕格尼尼：第24號奇想曲
6. 韋瓦第：蒙兀兒協奏曲第三樂章
7. 威爾第：希伯來奴隸大合唱〈拿布果〉
8. 韋瓦第：D大調魯特琴協奏曲第一樂章
9. 韋瓦第：a小調直笛協奏曲第一樂章
10. 韋瓦第：春小提琴協奏曲第一樂章
11. 韋瓦第：第10號b小調小提琴協奏曲
    第一樂章
12. 鮑凱利尼：小步舞曲
13. 韋瓦第：第12號E大調小提琴協奏曲
    第二樂章
14. 韋瓦第：D大調魯特琴協奏曲第二樂章
15. 陶斯第：小夜曲

結語

　　臨床諸多病例顯示，患者因曲目的「個別喜好＋劑量不足＋重複抑制」，甚難長期只用單首曲目（如單味藥），進行「自我快樂劑」與「情緒調節器」。常規皆需一組以上的曲目（如中醫藥方），以「30-60 分鐘」的劑量，效度較能顯現與穩定。且患者亦常因「壓力情緒的不同」或時段不同，改變聆聽的劑型與曲目。

　　因應患者不時的改變，應用中醫五大類音樂劑型對壓力情緒的調節，醫者仍以中醫音樂治療三法為本。以中醫「七情內傷五臟」的七情為例，應用於個別案例的總結如下。

　　一、肝

1.肝鬱（鬱悶、低潮、不快、無樂等）

（1）自療法：先聽自己的第 1 類肝劑或「合劑＝第 1 類＋第 5 類」。

（2）陰陽法：「肝鬱」屬於陰性情緒。

　　A 以陽治陰法→應用「第 1 類＋第 2 類」的陽性曲目（異質法）。

　　B 以陰治陰法→應用「第 4 類＋第 5 類」的陰性曲目（同質法）。

　　C 效果不彰，再試陰陽情緒雙向調節的第 3 類脾劑。

（3）五行法：

　　A 順生法→應用第 5 類劑型曲目（水生木）。

　　B 順剋法→應用第 4 類劑型曲目（金剋木）。

2.憤怒

（1）自療法：先聽第 1 類肝劑。

（2）陰陽法：憤怒屬於陽性情緒。

A 以陽治陽法→應用「第 1 類＋第 2 類」的劑型曲目。

　　B 以陰治陽法→應用「第 4 類＋第 5 類」的陰性曲目。

　　C 若效果不彰，再聽第 3 類的中性曲目。

（3）五行法：憤怒屬於肝的情緒，治療同上。

二、心（火）

1.喜太過（躁動、過動、興奮過度等）

（1）自療法：先聽自己的第 2 類心劑。

（2）陰陽法：喜太過屬於陽性情緒。

　　A 以陽治陽法→應用「第 1 類＋第 2 類」的陽性曲目。

　　B 以陰治陽法→應用「第 4 類＋第 5 類」的陰性曲目。

　　C 中性曲目→可直接應用第 3 類的中性曲目。

（3）五行法：

　　A 順生法→應用第 1 類的劑型曲目（木生火）。

　　B 順剋法→應用第 5 類的劑型曲目（水剋火）。

2.喜不及（憂鬱不樂，症狀與應用同上肝鬱。）

三、脾（土）

1.思（焦慮、過慮、雜念多等）

（1）自療法：先聽屬於自己的第 3 類脾劑。

（2）陰陽法：焦慮過慮情緒，本質是陰性（如害怕畏懼）、外顯
　　或屬陽性。因個案不同，可採陰性曲目或陽性曲目、或交替
　　輪流應用。亦可直接應用通治七情的快樂處方，即第 1 類劑
　　型或第 1 類混板處方。

（3）五行法：

　　A 順生法→應用第 2 類心劑曲目（火生土）。

　　B 順剋法→應用第 1 類肝劑曲目（木剋土）。

四、肺（金）

1.憂悲（憂鬱、悲傷等）

（1）自療法：先聽屬於自己的第4類肺劑曲目。

（2）陰陽法：憂鬱悲傷，與上列的「肝鬱」、「喜不及」同質，同屬陰性情緒

　　A 異質法→採用以陽治陰的陽性曲目（第 1 類＋第 2 類劑型）

　　B 同質法→採用同質的陰性曲目（第4類＋第5類劑型）

（3）五行法：

　　A 順生法→應用第 3 類劑型曲目（土生金）。

　　B 順剋法→應用第 2 類劑型曲目（火剋金）。

五、腎（水）

1.恐（恐懼、恐慌）

（1）自療法：先聽屬於自己的第5類腎劑。

（2）陰陽法：恐懼恐慌屬於陰性情緒。同上陰性情緒，可採「異質法」的陽性曲目，亦可用「同質法」的陰性曲目。

（3）五行法：

　　A 順生法→應用第 4 類肺劑曲目（金生水）。

　　B 順剋法→應用第 3 類脾劑曲目（土剋水）。

六、膽

1.驚

（1）驚與恐同質，應用劑型同上「腎恐」。

（2）膽與肝同屬，應用劑型同上「肝鬱」。

（3）效果不彰，再試第 2 類心劑。緣由在，應用第 2 類曲目的快速旋律與強烈節奏，達到中醫所謂「以驚治驚」的效益。

七、以上是中醫「七情——怒喜思憂悲恐驚」，應用五大類音樂劑型的個別情緒調節法。亦可以「第 1 類肝劑」或「第 1 類的混板處方」，作為情緒調節的首選曲目，尤其是第 1 類混板處方中的「第 1 類＋第 5 類」混板曲目。

國家圖書館出版品預行編目資料

三梯式入門的中醫音樂治療學／張原福、張逸
芃 合著. --初版.--臺中市：白象文化事業有限公
司，2024.6
　　面；　公分
ISBN 978-626-364-313-0（平裝）
1.CST: 音樂治療
418.986　　　　　　　　　　　113003839

三梯式入門的中醫音樂治療學

作　　者　張原福、張逸芃
校　　對　張原福、張逸芃
圖片提供　張原福、張逸芃
發 行 人　張輝潭
出版發行　白象文化事業有限公司
　　　　　412台中市大里區科技路1號8樓之2（台中軟體園區）
　　　　　出版專線：（04）2496-5995　　傳眞：（04）2496-9901
　　　　　401台中市東區和平街228巷44號（經銷部）
　　　　　購書專線：（04）2220-8589　　傳眞：（04）2220-8505
專案主編　陳逸儒
出版編印　林榮威、陳逸儒、黃麗穎、陳婷婷、李婕、林金郎
設計創意　張禮南、何佳誼
經紀企劃　張輝潭、徐錦淳、林尉儒
經銷推廣　李莉吟、莊博亞、劉育姍、林政泓
行銷宣傳　黃姿虹、沈若瑜
營運管理　曾千熏、羅禎琳
印　　刷　基盛印刷工場
初版一刷　2024年6月
定　　價　360元

白象文化　印書小舖　出版・經銷・宣傳・設計
PressStore
www.ElephantWhite.com.tw　f 自費出版的領導者　購書 白象文化生活館